Cábala
El Camino Místico
Por Nora Hughes

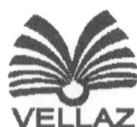

VELLAZ

Contenido

Índice Sistemático

Capítulo 8: Visualización Creativa – Uso de la visualización para la transformación, equilibrio y prácticas de sanación.

Capítulo 9: La Práctica y la Curación – Aplicación de la Cabalá en la curación física y espiritual a través de diversas técnicas.

Capítulo 10: Cabalá y Astrología – Relación entre la Cabalá y la astrología, armonización de influencias planetarias y ejercicios prácticos.

Capítulo 11: El Tikkun – Concepto de Tikkun y prácticas para la corrección espiritual personal y colectiva.

Capítulo 12: Los Ángeles – Funciones de los ángeles en la Cabalá, técnicas de invocación y prácticas para la protección.

Capítulo 13: Qliphoth – Explicación del Qliphoth, técnicas de purificación y equilibrio entre luz y oscuridad.

Capítulo 14: Alquimia Cabalística – Concepto de alquimia en la Cabalá y prácticas para la transformación interna y energética.

Capítulo 15: El Zohar – Introducción al Zohar, su estudio e interpretación de pasajes clave para la práctica espiritual.

Prólogo

Existe una puerta oculta hacia los misterios de la existencia, un umbral que pocos se atreven a abrir. Lo que crees que es real, la vida cotidiana y todas sus certezas, no es más que una fachada, una ilusión cuidadosamente construida que oculta las verdades más profundas del universo. Aquellos que se atreven a mirar más allá de las apariencias, que tienen el valor de cuestionar la realidad superficial, pueden descubrir secretos antiguos que han sido transmitidos en secreto a lo largo de los siglos.

La Cábala, mucho más que una simple tradición mística, es un mapa hacia los secretos de la creación. Pero no te equivoques: este no es un conocimiento reservado solo para los sabios o los iniciados. Está disponible para cualquiera que desee ver más allá del velo. ¿Sientes esa inquietud en tu interior, una necesidad inexplicable de algo más, una voz susurrando que hay algo más grande, algo más allá de lo que los ojos pueden ver y las manos pueden tocar? Ese deseo es el primer paso hacia una verdad que puede transformar no solo tu visión del mundo, sino la esencia misma de tu ser.

¿Alguna vez te has preguntado por qué sientes, en momentos de profunda introspección, como si faltara algo, algo que ninguna conquista o placer material ha podido llenar jamás? Esa insatisfacción es el eco de un llamado antiguo, la invitación a explorar una realidad que pocos se atreven a admitir que existe. La Cábala ofrece más que respuestas: proporciona herramientas para que reconstruyas tu propia percepción del mundo, guiándote hacia un estado de conciencia donde las limitaciones son reemplazadas por infinitas posibilidades.

Imagina que cada aspecto de tu vida, desde los encuentros aparentemente aleatorios hasta las emociones más íntimas, está interconectado en una trama invisible de significados. En la Cábala, no existen coincidencias, solo caminos trazados que se revelan a aquellos que tienen el coraje de mirar más allá de las sombras. Cada letra del alfabeto sagrado lleva consigo una vibración específica, un código capaz de desbloquear portales espirituales y energías ocultas que pueden ser utilizadas para moldear la realidad misma.

Puede que no seas consciente de ello, pero tus deseos más profundos –aquellos que rara vez te atreves a confesar a ti mismo– ya apuntan en la dirección de este conocimiento ancestral. El deseo de propósito, de algo más grande, de una conexión verdadera con lo desconocido... Todos esos anhelos son ecos de una búsqueda universal que la Cábala afirma poder satisfacer.

Al adentrarte en el mundo de la Cábala, no solo estás buscando respuestas. Te estás aventurando por un camino que puede alterar tu propia identidad, cuestionar todo lo que creías saber y, finalmente, liberarte de las ataduras invisibles que te mantienen en una existencia común. No se trata solo de aprender; es una transformación que ocurre a niveles más profundos de lo que los sentidos comunes pueden percibir.

La práctica cabalística no es una fuga de la realidad, sino una reconfiguración completa de ella. Para aquellos que se atreven a explorar sus enseñanzas, el mundo se convierte en una extensión del propio ser, donde la energía y la materia se entrelazan y se manifiestan a través de las intenciones y los pensamientos. Es algo que sientes, aunque no lo comprendas del todo: la sensación de que hay un poder latente dentro de ti, esperando ser despertado.

No estás solo en esta búsqueda. A lo largo de los siglos, otros también han escuchado el llamado y han seguido el mismo camino, transformando sus vidas y tocando el propio tejido del destino. Muchos han intentado suprimir este conocimiento, clasificarlo como oculto, esotérico, reservado solo para unos pocos que pudieran comprenderlo. Sin embargo, la verdad es que pertenece a todos aquellos que estén dispuestos a buscarla.

Entonces, ¿estás listo para abrir esa puerta? ¿Estás preparado para dejar de lado las viejas creencias y sumergirte en un universo donde todo —absolutamente todo— tiene un propósito y un orden que pueden ser desvelados? La Cábala no solo te invita a explorar estas posibilidades, sino que te da el poder de moldear tu propia realidad, de liberarte de las limitaciones que nunca supiste que tenías.

Detrás de esa puerta, las leyes del universo están esperando ser reveladas. Lo que descubrirás al cruzar este umbral depende solo de tu disposición para ver más allá de lo obvio y de tu valentía para desafiar todo lo que has aprendido a aceptar como verdad. Este viaje no es para los débiles de espíritu, sino para aquellos que sienten, en su interior, que han sido llamados para algo más grande.

Sientes ese llamado. Es por eso que estás aquí, sosteniendo este libro en tus manos. Y este puede ser el momento que lo cambie todo. Abre tu mente, abandona lo que piensas que sabes y permite que las palabras que siguen te guíen por un camino de descubrimiento, donde cada paso te acercará a un conocimiento tan antiguo como la humanidad misma, pero que, paradójicamente, será nuevo para ti en cada revelación.

Capítulo 1
Cábala

La Cabalá es una antigua tradición mística judía que se ocupa de los aspectos ocultos y esotéricos de la religión, buscando comprender los secretos de la creación y la naturaleza de la divinidad. El término "Cabalá" proviene del hebreo קַבָּלָה (Kabbalah), que significa "recepción" o "tradición", reflejando la transmisión de este conocimiento a lo largo de generaciones. Los orígenes de la Cabalá se remontan a los tiempos bíblicos, con referencias en los textos sagrados judíos que sugieren la existencia de un conocimiento místico transmitido en secreto. Sin embargo, la Cabalá como se conoce hoy se desarrolló principalmente durante la Edad Media, a partir de la aparición de textos específicos que estructuraron sus enseñanzas.

Uno de los primeros textos cabalísticos es el "Sefer Yetzirah" o "Libro de la Creación", atribuido tradicionalmente al patriarca Abraham. Este libro expone la teoría de la creación del universo a través de las 22 letras del alfabeto hebreo y los diez Sephiroth, o emanaciones divinas. Se considera que las letras hebreas tienen un poder místico que permite manifestar la realidad y conectar con los aspectos más elevados de la espiritualidad. El "Sefer Yetzirah" también establece la idea de que todo lo que existe tiene una correspondencia espiritual, un principio que es central en la práctica cabalística.

A lo largo de los siglos, la Cabalá ha evolucionado y se ha diversificado en diferentes corrientes. Uno de los desarrollos más significativos ocurrió en el siglo XIII con la aparición del "Zohar", o "Libro del Esplendor". Atribuido al rabino Shimon bar Yochai, un sabio del siglo II, pero escrito por el rabino Moses de León en el siglo XIII, el "Zohar" es un comentario místico sobre la Torá, revelando significados ocultos y proporcionando una interpretación esotérica de los textos sagrados. Este libro se convirtió en la obra fundamental de la Cabalá, influyendo profundamente en su desarrollo posterior.

El siglo XVI marcó otro hito importante en la evolución de la Cabalá, con el surgimiento de la Cabalá Luriánica, formulada por el rabino Isaac Luria. Esta escuela introdujo conceptos clave como la "Shevirat HaKelim" (ruptura de los vasos) y el "Tikkun Olam" (reparación del mundo), que explican la creación del universo y la necesidad de restaurar el equilibrio cósmico y espiritual. La Cabalá Luriánica no solo tuvo un impacto en la práctica mística judía, sino que también influyó en la filosofía y en otras corrientes espirituales.

El estudio de la historia y evolución de la Cabalá proporciona un contexto esencial para comprender la profundidad de sus enseñanzas y la diversidad de sus enfoques. A medida que avancemos en este libro, exploraremos en detalle los principales textos cabalísticos y sus implicaciones para la práctica espiritual.

Los textos fundamentales de la Cabalá proporcionan las bases teóricas y prácticas de esta tradición mística, sirviendo como guías para los estudiantes y practicantes. Entre los más importantes están el "Sefer Yetzirah", el "Zohar" y otros textos complementarios, cada uno con su enfoque particular y relevancia única. El "Zohar", escrito en el siglo XIII y atribuido tradicionalmente al rabino Shimon bar Yochai, es el texto más influyente y extenso. Se trata de una colección de comentarios esotéricos sobre la Torá, que aborda la naturaleza de la divinidad, la creación del universo y la interacción entre el ser humano y las fuerzas espirituales.

El "Sefer Yetzirah", por otro lado, es uno de los textos más antiguos y presenta una cosmología basada en la combinación de las 22 letras del alfabeto hebreo y los diez Sephiroth. Este libro explica cómo estas fuerzas divinas actúan en la creación y en la formación de la realidad. Según la tradición, el "Sefer Yetzirah" fue escrito por Abraham, quien es considerado no solo un patriarca, sino también un iniciado en los misterios de la creación. El texto ofrece instrucciones para la meditación y la contemplación, con el fin de que el lector pueda experimentar una conexión directa con las dimensiones superiores de la realidad.

Otro texto relevante es el "Sefer HaBahir" o "Libro de la Claridad", que data del siglo XII y aborda temas como la luz divina y la estructura del alma. Aunque no es tan extenso ni detallado como el "Zohar", el "Sefer HaBahir" se considera una obra importante para la comprensión de la Cabalá, ya que introduce conceptos que luego se desarrollaron en textos posteriores.

El "Etz Chaim" (Árbol de la Vida), escrito por el rabino Chaim Vital y basado en las enseñanzas de Isaac Luria, es otro pilar de la Cabalá Luriánica. Este libro explora de manera detallada los procesos de creación, la ruptura de los vasos y la necesidad de la corrección espiritual o "Tikkun". A través de sus enseñanzas, el "Etz Chaim" proporciona un marco para la práctica espiritual y la meditación cabalística.

El estudio de estos textos es esencial para cualquier persona interesada en la Cabalá, ya que no solo presentan teorías sobre la creación y la divinidad, sino que también ofrecen instrucciones prácticas para la transformación personal.

La filosofía cabalística se centra en la relación entre la Unidad Divina y la multiplicidad de la creación. Según la Cabalá, en su esencia más pura, Dios es Uno e Indivisible, conocido como Ein Sof, que significa "Infinito". Este concepto de Unidad es fundamental, ya que todas las cosas emanaron de esta fuente única y perfecta. Sin embargo, para que la creación fuera posible, la luz divina tuvo que fragmentarse en múltiples aspectos, un proceso que se describe mediante los diez Sephiroth. Estos representan diferentes atributos de la divinidad y sirven como canales a través de los cuales la energía divina fluye hacia el mundo material.

La dualidad, por otro lado, es un principio central en la Cabalá, ya que la creación emerge de la interacción entre fuerzas opuestas y complementarias. Por ejemplo, el dar y recibir, la compasión y el juicio, son polos necesarios para el equilibrio del universo. Esta dualidad se manifiesta en todos los niveles de la existencia y refleja la necesidad de integrar y armonizar los opuestos para alcanzar la unidad.

La multiplicidad es el resultado de la fragmentación de la luz divina en la creación. La doctrina de la "Shevirat HaKelim" (ruptura de los vasos) explica cómo la energía divina, al ser contenida en las estructuras limitadas de los Sephiroth, causó una ruptura que dio lugar a la diversidad y a la aparición del mal. Esta ruptura no es considerada un error, sino una oportunidad para la corrección y el crecimiento espiritual. La misión del ser humano es, por tanto, participar en el proceso de "Tikkun", o reparación, restaurando la armonía en el universo y dentro de sí mismo.

A medida que avanzamos, discutiremos por qué es importante estudiar la Cabalá y cómo puede beneficiar tanto a nivel práctico como espiritual.

El estudio de la Cabalá ofrece múltiples beneficios tanto para el desarrollo espiritual como para la vida cotidiana. A través de sus enseñanzas, se puede acceder a un conocimiento profundo sobre la naturaleza del ser y el propósito de la existencia. La práctica cabalística no solo proporciona un marco teórico para entender el mundo, sino que también ofrece herramientas prácticas para mejorar la vida. Por ejemplo, la meditación en los Nombres Sagrados y las letras hebreas puede ayudar a activar aspectos ocultos del alma y promover la sanación espiritual y física.

La Cabalá enseña que cada individuo tiene un papel en la "Tikkun Olam" (reparación del mundo), lo que significa contribuir a la restauración del equilibrio y la armonía tanto en la propia vida como en la sociedad. Esta responsabilidad personal y colectiva fomenta una actitud de crecimiento constante y superación de las limitaciones personales. La práctica de la Cabalá también promueve el desarrollo de cualidades como la compasión, la disciplina y el equilibrio, que son esenciales para una vida plena.

Además, la meditación y la contemplación de los Sephiroth ayudan a alinear la conciencia individual con las fuerzas cósmicas, facilitando la conexión con lo divino y el acceso a niveles superiores de conocimiento. La Cabalá, por lo tanto, no es solo una doctrina espiritual, sino una guía para la transformación interior y la realización personal.

En este capítulo, hemos explorado los orígenes y la evolución de la Cabalá, desde sus raíces antiguas hasta su desarrollo en la Edad Media y la Cabalá Luriánica. También hemos discutido los principales textos cabalísticos y los fundamentos filosóficos que subyacen a la práctica, como la Unidad Divina, la dualidad y la multiplicidad de la creación.

La Cabalá no solo busca proporcionar conocimiento teórico, sino que ofrece un camino práctico para el autodesarrollo. Mediante la aplicación de sus enseñanzas, uno puede trabajar en la "Tikkun" personal, restaurando la armonía y el equilibrio en su vida y en el mundo. La meditación, la práctica ética y el estudio profundo de los textos sagrados son métodos que ayudan a transformar la conciencia y guiar al practicante hacia una vida más significativa.

Capítulo 2
Los Cuatro Mundos

En la cosmología cabalística, el concepto de los Cuatro Mundos es fundamental para comprender cómo la divinidad se manifiesta y se estructura en la creación. Estos mundos representan diferentes niveles de realidad y son conocidos como Atzilut, Beriah, Yetzirah y Assiah. Cada uno de estos mundos tiene una función específica en la creación y actúa como un filtro que reduce la intensidad de la luz divina a medida que desciende hacia la existencia material. La transición de un mundo a otro marca un cambio en la densidad espiritual y la distancia percibida de la fuente divina, el Ein Sof.

El primer mundo, Atzilut, es el nivel más cercano a la divinidad pura y se asocia con la emanación. En este mundo, la luz de Dios fluye sin obstrucciones y las diferencias entre las formas son apenas perceptibles. Es un plano de pura conciencia divina, donde la unidad es primordial y la separación es prácticamente inexistente. Atzilut es conocido como el mundo de la emanación porque es donde se originan las energías divinas que se manifestarán en los mundos inferiores.

El siguiente nivel, Beriah, es el mundo de la creación. Aquí, la luz divina comienza a tomar una forma más definida, dando lugar a las primeras entidades separadas de Dios, aunque todavía de naturaleza espiritual. Beriah es un mundo de grandes arcángeles y almas superiores que actúan como agentes de la creación, trayendo la energía emanada en Atzilut hacia formas más específicas y distintas.

Yetzirah, el tercer mundo, es el plano de la formación. En este nivel, las formas y las estructuras espirituales comienzan a organizarse de manera más concreta, y la dualidad se vuelve más pronunciada. Los ángeles y las jerarquías celestiales operan en Yetzirah, llevando a cabo tareas específicas en el proceso de la creación. Es un mundo donde la luz divina se ha condensado aún más, permitiendo que surjan formas más definidas y manifestaciones de conciencia.

Assiah es el mundo de la acción, donde la luz divina se manifiesta en la realidad física y material. Es el nivel más bajo en la jerarquía de los mundos, donde la materia densa y la vida orgánica existen. En Assiah, la separación de lo divino es más aparente, y la presencia de Dios puede parecer oculta o lejana. Sin embargo, incAluso en este nivel material, la luz divina está presente, aunque de manera velada, ofreciendo a la humanidad la oportunidad de redescubrir su conexión con la fuente a través de la espiritualidad y la práctica cabalística.

Cada uno de los Cuatro Mundos desempeña un papel específico en la estructura cósmica y en la manifestación de la realidad. En la Cabalá, se considera que estos mundos son etapas progresivas en el descenso de la luz divina, filtrando y densificando la energía hasta que se convierte en la materia física que experimentamos. Este proceso no es lineal, sino que cada mundo contiene una proyección del siguiente, permitiendo la conexión e interacción entre ellos.

Atzilut es el mundo de la emanación, donde la luz divina es más pura y menos condensada. Aquí, la función principal es actuar como el origen de las energías que fluirán a través de los otros mundos. Atzilut representa la unidad primordial y la fuente de todas las emanaciones que se dividirán y se desarrollarán en los mundos inferiores. Es el plano de la Chokmah (sabiduría), donde todo existe en potencial sin ser aún formado.

En Beriah, el siguiente mundo, la luz se divide y se organiza en formas espirituales más definidas, como almas y arcángeles. Es el plano donde las ideas y los conceptos empiezan a tomar forma, pero aún permanecen en un estado etéreo. La función de Beriah en el proceso de la creación es la de establecer las bases para la existencia diferenciada, un paso esencial para que la multiplicidad emerja del estado de unidad presente en Atzilut.

Yetzirah es el mundo donde las formas comienzan a tomar estructura. Aquí, las fuerzas espirituales se organizan en patrones y jerarquías, permitiendo que los conceptos divinos se conviertan en manifestaciones específicas. Los ángeles que operan en Yetzirah son responsables de ejecutar las energías creadoras y de supervisar la formación de las estructuras en la realidad. Este mundo es crucial para llevar las energías abstractas de Beriah a formas más concretas y detalladas.

En Assiah, la luz divina se materializa en la existencia física. Es el mundo de la acción, donde las ideas y formas concebidas en los niveles superiores se manifiestan como materia tangible. Assiah no solo incluye el plano físico, sino también las fuerzas espirituales más densas que operan en la materia. La función de Assiah es permitir que la creación divina se complete y que las almas puedan llevar a cabo sus tareas espirituales en un contexto material.

Los Cuatro Mundos, por lo tanto, no son universos separados, sino niveles interconectados que permiten la manifestación y la experiencia de la realidad. En la siguiente sección, exploraremos cómo estos mundos están conectados con la conciencia humana y su impacto en la espiritualidad.

La relación entre los Cuatro Mundos y la conciencia humana es un aspecto central en la Cabalá, ya que cada nivel de existencia también corresponde a un nivel de conciencia dentro del individuo. La práctica cabalística busca ayudar al practicante a elevar su conciencia, conectándose con los niveles más altos de espiritualidad y eventualmente alcanzando la unidad con lo divino.

Atzilut, como el mundo de la emanación, corresponde a la conciencia más elevada, un estado de iluminación y unidad con la divinidad. Es un nivel de percepción donde la separación entre el ser humano y lo divino prácticamente desaparece, y la persona experimenta una conexión directa con el Ein Sof. En la práctica cabalística, este nivel se asocia con la meditación profunda y la experiencia mística, donde la conciencia trasciende las limitaciones del pensamiento racional.

Beriah, el mundo de la creación, se relaciona con un nivel de conciencia donde las ideas y los conceptos espirituales son percibidos, pero aún en una forma abstracta. Es el ámbito del pensamiento y la intuición espiritual, donde las verdades divinas pueden ser comprendidas aunque no necesariamente experimentadas de manera directa. Este nivel de conciencia es alcanzado a través del estudio profundo y la contemplación de los textos sagrados, y se caracteriza por la inspiración y la comprensión intuitiva.

Yetzirah, el mundo de la formación, está vinculado con el plano emocional de la conciencia. Es donde las emociones y las imágenes mentales toman forma, y es el nivel en el que la persona trabaja para transformar sus emociones y sentimientos en correspondencia con las verdades espirituales. La práctica en este nivel implica el desarrollo de la capacidad de visualizar y sentir profundamente las energías espirituales, lo cual es clave para la meditación cabalística.

Assiah, como el mundo de la acción, corresponde al nivel más bajo de conciencia, donde el individuo interactúa con el entorno físico y material. Es el nivel de la experiencia sensorial y la acción concreta. Sin embargo, incluso en este nivel, la práctica cabalística busca descubrir la presencia divina oculta en la materia, aprendiendo a ver lo sagrado en lo cotidiano.

La relación de los Cuatro Mundos con la conciencia humana proporciona un marco para el desarrollo espiritual, permitiendo al individuo moverse progresivamente desde la conciencia más densa y material hacia niveles superiores de percepción y conexión con lo divino.

Existen diversas prácticas en la Cabalá para conectar con los Cuatro Mundos y elevar la conciencia desde el plano físico hasta la unidad con lo divino. Estas técnicas incluyen la meditación, la contemplación y la recitación de los Nombres Sagrados.

Una de las técnicas más comunes es la meditación en los Sephiroth, donde el practicante visualiza y medita sobre los diez atributos divinos que corresponden a diferentes niveles de los Cuatro Mundos. Esta práctica busca alinear la conciencia con las energías divinas, permitiendo que el practicante se conecte progresivamente con los niveles más altos de existencia.

Otra técnica es la recitación de los Nombres Sagrados de Dios, que corresponden a diferentes atributos divinos y están asociados con los Cuatro Mundos. Por ejemplo, el nombre "Yud Hei Vav Hei" se utiliza para conectar con Atzilut, mientras que otros nombres son usados para los mundos inferiores. La recitación con la intención adecuada puede ayudar a elevar la conciencia y facilitar la conexión con niveles superiores de la realidad.

También se practica la visualización creativa, en la cual el practicante imagina ascender a través de los Cuatro Mundos, comenzando en Assiah y moviéndose hacia Yetzirah, Beriah y finalmente Atzilut. Este proceso puede ser guiado por la contemplación de pasajes específicos del "Zohar" o del "Sefer Yetzirah".

Comprender los Cuatro Mundos proporciona un marco para el desarrollo personal, permitiendo al practicante identificar dónde se encuentra en su camino espiritual y cómo puede avanzar hacia estados de mayor conciencia y unidad con lo divino. Las técnicas para conectarse con los Cuatro Mundos, como la meditación en los Sephiroth y la visualización creativa, son herramientas poderosas para fortalecer esta conexión y fomentar un crecimiento espiritual continuo.

Capítulo 3
El Árbol de la Vida

El Árbol de la Vida es una de las estructuras más emblemáticas de la Cabalá, representando la anatomía espiritual del universo y del ser humano. Consta de diez esferas llamadas Sephiroth (plural de Sephirah), que son emanaciones divinas o atributos de Dios a través de los cuales la luz infinita (Ein Sof) se manifiesta y se revela en la creación. Estas diez Sephiroth están dispuestas en una disposición específica que forma un mapa espiritual, mostrando las interconexiones entre los diferentes niveles de existencia y proporcionando un camino para el crecimiento personal y la iluminación.

Cada Sephirah tiene un nombre, un significado y atributos específicos que reflejan un aspecto de la manifestación divina. El orden comienza en lo alto con Kether (la Corona), que representa la fuente de toda emanación y es la primera manifestación de la luz divina, y se despliega hasta llegar a Malkuth (el Reino), la Sephirah más baja, que corresponde al mundo físico y material. Entre estas dos esferas, las otras ocho Sephiroth actúan como etapas intermedias que canalizan la energía divina de una manera ordenada y equilibrada.

El Árbol de la Vida no solo es un símbolo estático, sino una guía para la práctica espiritual. Cada Sephirah está asociada con cualidades espirituales específicas que el practicante puede cultivar en su vida diaria para alinearse con la divinidad. Además, las Sephiroth están conectadas entre sí por 22 caminos, que representan la interrelación entre estas energías y los pasos para avanzar en el viaje espiritual.

En la Cabalá, se considera que el Árbol de la Vida refleja tanto la estructura del cosmos como la composición interna del ser humano. Cada Sephirah no solo representa un aspecto de la realidad divina, sino también un nivel de la conciencia humana. A través del estudio y la práctica, se puede aprender a recorrer el Árbol, ascendiendo desde el nivel más denso (Malkuth) hacia los niveles más elevados de espiritualidad y conciencia.

A medida que avancemos, exploraremos los tres pilares del Árbol de la Vida y su papel en la búsqueda del equilibrio espiritual.

El Árbol de la Vida se organiza en tres columnas o pilares, que representan diferentes fuerzas y aspectos de la creación. Estos pilares son conocidos como el Pilar de la Misericordia, el Pilar de la Severidad y el Pilar del Equilibrio, cada uno de los cuales tiene una función específica en el flujo de la energía divina a través de las Sephiroth.

El Pilar de la Misericordia se encuentra a la derecha del Árbol y representa cualidades expansivas, activas y de otorgamiento. Incluye las Sephiroth Chokmah (Sabiduría), Chesed (Compasión) y Netzach (Victoria). Estas esferas están asociadas con la fuerza creativa, el amor incondicional y la manifestación del poder divino en el mundo. El enfoque del Pilar de la Misericordia es la expansión y el dar sin limitaciones, lo cual es esencial para el crecimiento y la creación.

A la izquierda se encuentra el Pilar de la Severidad, que corresponde a cualidades restrictivas, pasivas y de juicio. Las Sephiroth de este pilar son Binah (Entendimiento), Gevurah (Fuerza) y Hod (Esplendor). El Pilar de la Severidad es necesario para contener y dar forma a la energía expansiva, proporcionando límites y estructura. Sin estas cualidades, la creación se dispersaría sin forma ni propósito. Así, la severidad no es vista negativamente en la Cabalá, sino como una fuerza que complementa y equilibra la misericordia.

El centro del Árbol está ocupado por el Pilar del Equilibrio, que integra las fuerzas de los otros dos pilares. Incluye las Sephiroth Kether (Corona), Tiferet (Belleza), Yesod (Fundación) y Malkuth (Reino). El Pilar del Equilibrio es esencial para armonizar las energías opuestas y permitir que la luz divina fluya de manera equilibrada. Tiferet, en particular, actúa como el punto central de equilibrio, integrando la misericordia y la severidad en una expresión armónica de la divinidad.

La interacción de estos tres pilares refleja la necesidad de equilibrio en la práctica espiritual. El desarrollo personal implica trabajar tanto con la expansión como con la restricción, de manera que se logre un estado de equilibrio interno que permita la manifestación plena del potencial espiritual.

El Árbol de la Vida no solo es una representación abstracta del universo, sino también una guía práctica para el autodesarrollo y el crecimiento espiritual. Cada Sephirah en el Árbol representa una cualidad o atributo que puede ser cultivado dentro del individuo. El objetivo de trabajar con el Árbol es ascender de Malkuth, la Sephirah asociada con el mundo físico, hacia Kether, la Corona, que simboliza la unión con lo divino. Este proceso se realiza mediante la transformación personal y el trabajo espiritual constante.

Kether, la Sephirah superior, simboliza la conciencia más elevada y la conexión directa con la fuente divina. Para acercarse a este nivel, el practicante debe equilibrar las energías de las Sephiroth inferiores, desarrollando atributos como la compasión (Chesed), la disciplina (Gevurah) y la armonía (Tiferet). A través de la meditación y la introspección, se puede explorar cada Sephirah, comprendiendo sus cualidades y aplicándolas en la vida diaria.

Por ejemplo, trabajar con Tiferet, ubicada en el centro del Árbol, implica desarrollar la capacidad de integrar fuerzas opuestas, como la misericordia y la severidad, para alcanzar un equilibrio en la vida. Del mismo modo, explorar Yesod, que se asocia con la conciencia subconsciente, ayuda a fortalecer la conexión con los aspectos internos del ser y a manifestar la energía espiritual en la vida diaria.

Además, los 22 caminos que conectan las Sephiroth representan los pasos para superar los desafíos internos y avanzar en el camino de la iluminación. Estos caminos corresponden a las letras del alfabeto hebreo y son utilizados en prácticas meditativas para abrir la conciencia a niveles superiores de percepción.

El uso del Árbol de la Vida como un mapa personal ofrece una estructura para la práctica espiritual, permitiendo al individuo identificar sus fortalezas y debilidades y trabajar para armonizarlas.

La meditación es una práctica esencial en la Cabalá para activar las energías de los Sephiroth y conectar con los niveles más altos del Árbol de la Vida. Cada Sephirah tiene su propia energía única, y meditar en ellas puede ayudar a desbloquear capacidades espirituales y promover la sanación interna.

Una técnica común es la visualización de la luz dentro de cada Sephirah. Por ejemplo, para activar Chesed, se puede visualizar una luz azul brillante en el lado derecho del cuerpo, imaginando la energía de la compasión fluyendo libremente. Para Gevurah, la visualización de una luz roja en el lado izquierdo puede ayudar a fortalecer la disciplina y el control. Al recorrer el Árbol de la Vida en meditación, se puede experimentar un flujo ascendente de energía, elevando la conciencia a niveles superiores.

Otra técnica es la meditación con los Nombres Sagrados asociados a cada Sephirah. Cada Sephirah tiene un nombre divino correspondiente que puede ser repetido como un mantra para sintonizar la mente con sus energías específicas. Por ejemplo, el nombre "Eheieh" se usa en meditaciones para conectar con Kether, mientras que "El Shaddai" se asocia con Yesod.

La combinación de visualización y recitación de los Nombres Sagrados crea un enfoque poderoso para activar las energías de los Sephiroth y promover la transformación espiritual.

En este capítulo, hemos explorado el Árbol de la Vida, sus diez Sephiroth y los tres pilares que representan las fuerzas fundamentales del universo. El Árbol de la Vida no solo proporciona un esquema de la creación, sino también una guía para el autodesarrollo y la búsqueda de la iluminación. Al trabajar con las energías de las Sephiroth, el individuo puede desarrollar cualidades espirituales, lograr equilibrio interno y ascender hacia la conciencia más elevada.

Las prácticas meditativas y de visualización en los Sephiroth permiten activar las energías necesarias para la transformación, ofreciendo herramientas para la sanación y el crecimiento personal. La integración de estas prácticas en la vida diaria ayuda a manifestar lo divino en lo cotidiano, reconociendo la conexión entre la realidad material y los reinos espirituales.

Capítulo 4
Los Sephiroth en Detalle

El Árbol de la Vida, una representación central en la Cabalá, se compone de diez Sephiroth, cada una de las cuales refleja un aspecto divino y una etapa en el proceso de manifestación. Para entender profundamente cómo funciona la creación desde un nivel espiritual, es esencial examinar cada Sephirah individualmente. Comenzamos con Kether y Chokmah, las dos Sephiroth superiores que se encuentran en el ápice del Árbol de la Vida y representan los aspectos más elevados de la divinidad.

Kether, también conocida como la Corona, es la primera y más alta Sephirah. Representa el principio más puro y elevado de la creación, el punto en el que la luz infinita (Ein Sof) se convierte en la primera manifestación perceptible. Kether simboliza la unidad absoluta y el potencial puro. Es el estado en el que todo existe en forma de posibilidad y donde no hay distinción entre lo que es y lo que puede ser. En la práctica cabalística, Kether se asocia con el concepto de la "Voluntad Divina", que impulsa toda la creación. Es el origen de todas las cosas y el lugar donde se manifiesta la voluntad más pura de Dios. Al meditar en Kether, se busca conectar con esta fuente primordial, accediendo a un estado de conciencia que trasciende el dualismo y la separación.

Debajo de Kether, se encuentra Chokmah, que significa Sabiduría. Es la segunda Sephirah y representa el primer impulso hacia la creación activa. Si Kether es el potencial puro, Chokmah es la fuerza dinámica que impulsa ese potencial hacia la manifestación. Chokmah es el principio masculino en la cosmología cabalística, simbolizando el poder expansivo y creativo. Es la chispa inicial que desencadena el proceso de la creación, un flujo incesante de energía que se dirige hacia el mundo. En términos psicológicos, Chokmah se asocia con la intuición y la visión profética, donde el conocimiento no se adquiere mediante el análisis racional, sino a través de la percepción directa de la verdad.

La relación entre Kether y Chokmah es crucial, ya que Kether es la fuente inactiva, mientras que Chokmah es el primer movimiento hacia la acción. Este movimiento no es caótico, sino que sigue una intención divina que busca expresar la luz en formas cada vez más concretas. Meditar en Chokmah ayuda a desarrollar la capacidad de ver más allá de lo aparente y captar la esencia de las cosas sin necesidad de elaboraciones intelectuales.

El proceso de creación en la Cabalá implica tanto la expansión de la energía como su limitación y estructuración. Después de Chokmah, la fuerza expansiva, aparece Binah, la tercera Sephirah, que representa el principio de Entendimiento. Si Chokmah es el impulso creativo, Binah es la estructura que da forma a esa energía, proporcionándole un contenedor. Es el principio femenino en el Árbol de la Vida, donde la energía se limita y se canaliza para dar lugar a formas concretas. Binah simboliza la capacidad de discernimiento y análisis, la habilidad de dividir y categorizar para entender la esencia de la realidad. En la psique humana, Binah se asocia con el pensamiento lógico y la elaboración de conceptos.

El equilibrio entre Chokmah y Binah es esencial. Mientras que Chokmah se ocupa del impulso hacia la expansión infinita, Binah lo contiene y le da estructura, evitando que la energía se disperse sin rumbo. La dinámica entre ambas Sephiroth es comparada con la relación entre un padre (Chokmah) y una madre (Binah), donde la energía creativa del padre se organiza en el útero materno, dando lugar al nacimiento de nuevas formas. En la práctica espiritual, meditar en Binah ayuda a desarrollar la capacidad de ver la estructura subyacente en todas las cosas y a cultivar una mente disciplinada.

Chesed, que significa Misericordia o Amor, es la cuarta Sephirah y marca el comienzo del segundo conjunto de tres Sephiroth en el Árbol de la Vida. Chesed es la manifestación de la energía expansiva que se libera después de haber sido contenida en Binah. Representa la bondad ilimitada y el deseo de otorgar sin condiciones. Es una fuerza que busca expandirse y abarcar, y en el plano humano se manifiesta como generosidad, compasión y amor. En el proceso de creación, Chesed es responsable de la abundancia y la proliferación de formas, guiando el flujo de la energía hacia la expansión continua.

El contraste entre Binah y Chesed crea un equilibrio entre restricción y generosidad, entre forma y expansión. Trabajar con estas Sephiroth en la meditación permite desarrollar un enfoque equilibrado en la vida, donde la generosidad y la disciplina coexisten armoniosamente.

Gevurah, la quinta Sephirah, se traduce como Fuerza o Juicio y representa el principio de restricción y severidad. Es la contraparte de Chesed, equilibrando la energía expansiva con la necesidad de limitar y regular. Gevurah actúa como una fuerza de contención que asegura que la energía no se desborde, proporcionando estructura y disciplina. En el contexto espiritual, Gevurah se asocia con la justicia y la capacidad de establecer límites claros. Es la fuerza que discrimina, separa lo adecuado de lo inadecuado, lo permitido de lo prohibido. Sin Gevurah, la creación sería caótica y desordenada, ya que no existirían restricciones que encaucen el flujo de la energía.

En el centro del Árbol de la Vida se encuentra Tiferet, la sexta Sephirah, que significa Belleza. Es el punto de equilibrio que integra las cualidades de Chesed y Gevurah, creando armonía entre la misericordia y el juicio. Tiferet es el lugar donde la dualidad se resuelve en unidad, y representa la capacidad de sintetizar fuerzas opuestas en una expresión equilibrada. En términos espirituales, Tiferet está asociado con la compasión y el sacrificio, y es considerado el reflejo más directo de la luz divina en el plano humano. Meditar en Tiferet ayuda a alcanzar un estado de equilibrio interior, donde las emociones y los pensamientos se alinean con la verdad espiritual.

Netzach, la séptima Sephirah, significa Victoria y representa la persistencia, la fuerza de voluntad y el deseo de triunfar. Es una energía dinámica que impulsa el avance continuo, el logro y la superación de obstáculos. En la práctica cabalística, Netzach se asocia con la pasión y el entusiasmo, cualidades necesarias para avanzar en el camino espiritual. Sin embargo, la energía de Netzach necesita ser equilibrada por Hod, la próxima Sephirah, para evitar que la búsqueda de la victoria se vuelva desenfrenada.

La relación entre Gevurah, Tiferet y Netzach proporciona un marco para comprender la necesidad de encontrar equilibrio en el uso de la fuerza, la búsqueda de la belleza y la determinación para alcanzar la victoria.

Hod, la octava Sephirah, significa Esplendor y complementa a Netzach. Mientras Netzach representa la energía expansiva del triunfo, Hod es la energía de la sumisión y la humildad. Es la fuerza que permite reflejar, analizar y sintetizar experiencias. En la conciencia humana, Hod se asocia con el intelecto, la lógica y la comunicación, proporcionando la capacidad de conceptualizar y articular los impulsos creativos. La interacción entre Netzach y Hod es vital, ya que representa la necesidad de equilibrar la acción con la reflexión, asegurando que el avance espiritual esté fundamentado en una comprensión profunda.

Yesod, la novena Sephirah, se traduce como Fundación y es el punto de convergencia donde las energías de todas las Sephiroth superiores se condensan antes de manifestarse en el plano físico. Yesod actúa como un filtro o mediador, transfiriendo la energía espiritual hacia la manifestación en el mundo material. En la práctica espiritual, Yesod se relaciona con el subconsciente y la capacidad de conectarse con el reino oculto. Meditar en Yesod ayuda a fortalecer la conexión con la propia esencia espiritual y facilita la materialización de los deseos más elevados.

Malkuth, la décima Sephirah, significa Reino y es la manifestación final del Árbol de la Vida. Representa el mundo físico y material, donde las energías espirituales toman forma concreta. En Malkuth, la luz divina se manifiesta de manera oculta, invitando al ser humano a buscar lo sagrado en lo cotidiano. Es la culminación del proceso de emanación y el punto de partida para el ascenso espiritual.

En este capítulo, hemos examinado los diez Sephiroth en detalle, entendiendo cómo cada uno representa un aspecto esencial de la manifestación divina y la conciencia humana. Desde Kether hasta Malkuth, el Árbol de la Vida muestra un proceso continuo de emanación y retorno, proporcionando un camino para el crecimiento espiritual y la integración personal.

Para trabajar con los Sephiroth, es útil practicar meditaciones específicas que activen las cualidades de cada Sephirah. Por ejemplo, visualizar luz blanca en Kether para conectar con la Voluntad Divina, o meditar en el esplendor dorado de Tiferet para alcanzar el equilibrio interior. El estudio y la contemplación de los principios detrás de cada Sephirah también son claves para lograr un desarrollo armonioso.

Al integrar las energías de los Sephiroth en la vida diaria, uno puede avanzar hacia la realización espiritual y manifestar el potencial divino en el mundo material.

Capítulo 5
Las 22 Letras Hebreas y sus Significados Místicos

El alfabeto hebreo es mucho más que un simple conjunto de letras utilizadas para escribir; en la Cabalá, se considera que cada letra tiene un significado místico y un poder espiritual inherente. Estas 22 letras son vistas como las fuerzas primordiales de la creación, los "ladrillos" con los que Dios creó el universo. Cada letra representa una energía específica y tiene una correspondencia con los Sephiroth y los 22 caminos del Árbol de la Vida. Al ser usadas en combinaciones específicas, estas letras pueden influir en diferentes aspectos de la realidad, facilitando el acceso a niveles más profundos de la conciencia y el entendimiento espiritual.

Según la tradición cabalística, las letras hebreas no solo son símbolos fonéticos sino que también poseen formas, nombres y valores numéricos (gematría) que les otorgan significados adicionales. Por ejemplo, la primera letra, Alef, tiene un valor numérico de 1 y simboliza la unidad divina y el comienzo de todo. Su forma también representa una conexión entre lo superior y lo inferior, actuando como un puente entre lo divino y lo terrenal. De manera similar, Bet, la segunda letra, tiene un valor numérico de 2 y se asocia con la dualidad, la casa y el universo creado.

En la práctica cabalística, se cree que las letras hebreas no fueron creadas por el ser humano, sino reveladas por Dios como un medio para manifestar la realidad. Por lo tanto, el estudio de las letras no solo implica aprender su significado fonético, sino también meditar en sus formas, sonidos y significados espirituales. La meditación en cada letra puede abrir portales a dimensiones superiores de la conciencia y facilitar la conexión con las energías divinas.

El uso de las letras hebreas se encuentra en varias prácticas cabalísticas, incluyendo la creación de Nombres Divinos, la recitación de oraciones y la realización de meditaciones específicas. Las combinaciones de letras se utilizan para activar diferentes aspectos de la energía espiritual y para acceder a los secretos ocultos en la creación.

En el Árbol de la Vida, los 22 caminos que conectan las diez Sephiroth corresponden a las 22 letras del alfabeto hebreo. Cada camino representa una etapa en el proceso espiritual y está asociado con una letra específica que imparte una cualidad o energía particular a ese camino. Por ejemplo, el camino que conecta Kether con Chokmah está asociado con la letra Alef, lo que indica que este camino es un canal para la energía pura y la unidad divina.

Las letras hebreas también están vinculadas a los elementos (fuego, agua, aire y tierra), a los planetas y a los signos del zodíaco, creando un sistema integral en el que las fuerzas cósmicas están en sintonía con las energías espirituales representadas por las letras. Esto permite una comprensión profunda de cómo las energías divinas se manifiestan en el mundo material. Por ejemplo, la letra Mem, que tiene un valor numérico de

40, está relacionada con el agua y se asocia con el camino que conecta Hod y Netzach, simbolizando el flujo y la transformación.

Cada letra del alfabeto hebreo también tiene una posición específica en relación con las tres columnas del Árbol de la Vida, lo que refleja su papel en la dinámica del equilibrio entre las fuerzas expansivas y restrictivas. Por ejemplo, las letras Shin y Bet corresponden a la columna de la misericordia, mientras que Tav y Mem pertenecen a la columna de la severidad. La columna central del Árbol de la Vida se asocia con letras como Alef y Samech, que representan la integración y el equilibrio.

Comprender estas correspondencias permite al practicante cabalístico utilizar las letras hebreas no solo como símbolos, sino como herramientas para influir en las energías que gobiernan la vida y la conciencia. A través de la gematría, la notarikon (técnica de abreviación) y la temurá (permuta de letras), se pueden descifrar significados ocultos en los textos sagrados y aplicar este conocimiento en la práctica espiritual.

Cada una de las 22 letras del alfabeto hebreo tiene un simbolismo profundo que va más allá de su uso lingüístico. Estas letras son consideradas manifestaciones de fuerzas espirituales, y meditar en sus significados puede proporcionar una comprensión más profunda de los principios divinos.

Alef (א): La primera letra del alfabeto, Alef, representa la unidad y la trascendencia. Es una letra silenciosa, lo que indica que la esencia divina es indescriptible e incognoscible. En la Cabalá, Alef simboliza el equilibrio entre lo superior y lo inferior, ya que su forma puede ser interpretada como un vínculo entre el cielo y la tierra. Meditar en Alef permite experimentar la conexión con la fuente de toda existencia.

Bet (ב): La segunda letra, Bet, representa la dualidad y la creación. Significa "casa", lo que refleja la idea de que el universo es una morada creada por Dios para albergar la vida. Bet está asociada con la construcción y la formación de realidades estructuradas, haciendo de ella un símbolo de organización y orden en la creación.

Gimel (ג): La letra Gimel tiene un valor numérico de 3 y se asocia con el movimiento y la acción. En la Cabalá, representa el concepto de "dar", y su forma sugiere una figura en movimiento hacia adelante. Gimel se relaciona con la bondad activa y la expansión de la conciencia a través de la generosidad y el servicio.

Daleth (ד): La cuarta letra, Daleth, significa "puerta", y simboliza la posibilidad de transición y cambio. Representa la humildad y la receptividad, ya que una puerta puede abrirse para permitir el paso. En la práctica cabalística, Daleth se asocia con la entrada a nuevos estados de conciencia y la apertura a experiencias espirituales.

Mem (מ): Mem es una de las letras "madres" en la Cabalá y se asocia con el agua, que representa la fluidez y la sabiduría. El valor numérico de Mem es 40, lo cual está relacionado con periodos de transformación en la tradición judía, como los 40 días del diluvio. Meditar en Mem puede ayudar a acceder a la profundidad emocional y espiritual, promoviendo el cambio y la renovación.

Shin (ש): La letra Shin simboliza el fuego y la transformación. Está asociada con la energía divina que quema lo negativo y purifica el alma. Su forma, que parece una llama, sugiere el proceso de iluminación y revelación. Shin es considerada una letra poderosa en la meditación cabalística para despertar la fuerza interior y el conocimiento espiritual.

Cada una de estas letras ofrece una vía para explorar y experimentar aspectos específicos de la realidad espiritual. La práctica cabalística incluye la meditación en las formas de las letras, su pronunciación y los significados profundos para acceder a los niveles ocultos de la conciencia.

La meditación en las letras hebreas es una técnica poderosa en la Cabalá que permite al practicante conectar con las energías divinas que estas letras representan. Una de las prácticas más comunes es la visualización de la forma de la letra, imaginándola como una luz brillante que emana energía espiritual. Durante la meditación, se puede repetir el sonido de la letra como un mantra, permitiendo que su vibración resuene en el cuerpo y la mente.

Meditar en Alef, por ejemplo, implica visualizar la letra como un puente que conecta los mundos superiores e inferiores. Este ejercicio ayuda a experimentar la unidad entre lo divino y lo humano, cultivando un sentido de conexión con el Todo. La práctica con Bet puede incluir la visualización de una casa luminosa, simbolizando la creación y la estructura del universo.

Otro enfoque es la gematría meditativa, que consiste en reflexionar sobre el valor numérico de una letra o palabra para descubrir correspondencias y significados ocultos. Por ejemplo, el valor de Alef es 1, simbolizando la unidad divina, mientras que el valor de Shin es 300, lo que se relaciona con la plenitud y la manifestación del fuego espiritual.

Las letras también se pueden usar en la vida cotidiana para potenciar la energía espiritual en diversas situaciones. Por ejemplo, escribir una letra en un papel y llevarla como un amuleto puede actuar como un recordatorio de la energía que se desea cultivar. Recitar el sonido de una letra antes de iniciar una tarea importante puede ayudar a invocar la energía necesaria para llevarla a cabo.

En este capítulo, hemos explorado las 22 letras hebreas y su importancia mística en la Cabalá. Las letras no son meros símbolos lingüísticos, sino manifestaciones de fuerzas cósmicas que se utilizan en la creación y el mantenimiento del universo. Cada letra tiene un significado profundo, una forma sagrada y un valor numérico que le otorgan poderes únicos.

La meditación en las letras permite acceder a niveles superiores de conciencia y facilita la transformación espiritual. Al comprender las correspondencias entre las letras, los Sephiroth y los caminos del Árbol de la Vida, el practicante puede utilizar estas energías para el autodesarrollo y la manifestación de su potencial divino.

Capítulo 6
Los Caminos entre los Sephiroth

En la Cabalá, el Árbol de la Vida no se limita a las diez Sephiroth, sino que también incluye 22 caminos que las conectan, formando un sistema integral que refleja la compleja estructura del universo y la dinámica de la creación. Estos caminos son canales a través de los cuales fluye la energía divina, permitiendo la interacción y el equilibrio entre las diferentes Sephiroth. Cada uno de los 22 caminos se corresponde con una de las letras del alfabeto hebreo, lo que añade una capa de significado espiritual a cada conexión. A través del estudio y la meditación en estos caminos, los practicantes pueden explorar diferentes aspectos de la realidad espiritual y avanzar en su desarrollo personal.

Los 22 caminos también representan etapas en la conciencia humana y fases en el viaje espiritual. En la práctica cabalística, recorrer estos caminos es similar a atravesar niveles de conciencia, donde cada camino presenta desafíos específicos y oportunidades para el crecimiento espiritual. La disposición de los caminos forma un mapa que guía al practicante desde los niveles más densos de la existencia, representados por Malkuth (el Reino), hasta los niveles más elevados de percepción espiritual, como Kether (la Corona).

Además, estos caminos están asociados con diferentes elementos, planetas y signos del zodíaco, creando un sistema holístico donde las energías cósmicas se entrelazan con las energías espirituales. Por ejemplo, el camino asociado con la letra Alef conecta

Kether y Chokmah, simbolizando el flujo inicial de la conciencia pura, mientras que la letra Tav conecta Yesod y Malkuth, representando la manifestación final de las energías espirituales en el mundo material.

Recorrer estos caminos es una experiencia tanto interna como externa, ya que el practicante busca integrar su comprensión espiritual en su vida cotidiana. A medida que avancemos, exploraremos los significados esotéricos y simbólicos de algunos de estos caminos clave, así como sus implicaciones para el autoconocimiento y la transformación personal.

Cada uno de los 22 caminos del Árbol de la Vida tiene un significado simbólico profundo y una enseñanza esotérica específica. Estos caminos no solo conectan las Sephiroth, sino que también reflejan las transiciones y los cambios en la conciencia del practicante a lo largo de su viaje espiritual.

Por ejemplo, el camino que conecta Kether (la Corona) con Chokmah (Sabiduría) se asocia con la letra Alef, que simboliza la unidad y la fuerza vital. Es el camino del impulso creativo original que surge del potencial infinito de Kether y se convierte en el primer movimiento hacia la manifestación en Chokmah. En términos esotéricos, este camino representa la transición del estado de pura potencialidad a la energía activa y dinámica, un proceso que involucra tanto la intuición como la revelación.

Otro camino importante es el que conecta Binah (Entendimiento) con Tiferet (Belleza), asociado con la letra Lamed, que simboliza el aprendizaje y la enseñanza. Este camino refleja la necesidad de integrar la comprensión profunda (Binah) con la armonía del ser (Tiferet). Es una etapa de autoexamen y disciplina, donde el practicante aprende a manifestar sus conocimientos de manera equilibrada y compasiva. Este camino es visto como una forma de transformación interna en la que el conocimiento adquirido se convierte en sabiduría práctica.

El camino entre Yesod (Fundación) y Malkuth (Reino), simbolizado por la letra Tav, representa la última etapa del descenso de la energía espiritual hacia el plano físico. Es la conexión final que permite que la energía espiritual se manifieste plenamente en el mundo material. En este camino, el reto consiste en llevar la espiritualidad a la vida diaria, integrando lo sagrado con lo profano y manifestando la luz divina en la existencia cotidiana.

Cada uno de los caminos ofrece una lección específica y representa una etapa de la evolución espiritual. A través del estudio y la meditación en estos senderos, los practicantes pueden transformar sus vidas y elevar su conciencia.

La meditación en los 22 caminos del Árbol de la Vida es una práctica central en la Cabalá que permite al practicante elevar su conciencia y experimentar las energías específicas de cada sendero. Al meditar en un camino, el objetivo es sintonizarse con las cualidades de las Sephiroth conectadas y la letra hebrea correspondiente.

Un ejercicio común es la visualización del recorrido entre las Sephiroth. Por ejemplo, si uno medita en el camino que conecta Hod (Esplendor) con Netzach

(Victoria), asociado con la letra Peh, se puede imaginar una luz que viaja de un punto a otro en el Árbol de la Vida, pasando por un puente de energía vibrante. Esta visualización ayuda a activar la energía del sendero, permitiendo al practicante experimentar la fuerza y la resistencia de Netzach junto con la reflexión y la comunicación de Hod.

Otra técnica es la meditación en la letra hebrea correspondiente al camino. Se puede visualizar la forma de la letra flotando en la mente y recitar su sonido repetidamente. Por ejemplo, meditar en Gimel, que conecta Kether con Tiferet, ayuda a percibir el flujo de la misericordia divina que desciende desde la fuente más alta hasta el corazón de la creación.

Un enfoque adicional es utilizar afirmaciones que resuenen con la cualidad del camino. Por ejemplo, para el camino de Alef, se puede recitar: "Yo soy uno con el flujo divino, y mi vida es la expresión de la voluntad infinita." Estas afirmaciones ayudan a centrar la mente y a alinear la energía interna con la vibración del camino.

La práctica regular de estas meditaciones puede traer claridad, equilibrio y un sentido más profundo de conexión con la estructura espiritual del universo.

Las técnicas de visualización son herramientas poderosas en la Cabalá para activar y energizar los caminos entre las Sephiroth. Estas prácticas implican el uso de la imaginación para percibir las energías sutiles y canalizarlas conscientemente a través de los senderos del Árbol de la Vida.

Una técnica popular es la visualización del color asociado con el camino. Cada camino tiene un color específico que corresponde a las cualidades energéticas de las Sephiroth conectadas. Por ejemplo, el camino entre Yesod y Tiferet puede visualizarse como un puente de luz dorada, simbolizando la conexión entre la energía del fundamento y la belleza central del ser. Al imaginar este flujo de color, el practicante facilita el movimiento de la energía espiritual a través del sendero.

Otra técnica efectiva es la visualización de símbolos sagrados. Por ejemplo, se puede imaginar la letra hebrea que corresponde al camino brillando en el centro del recorrido, girando lentamente y emanando luz. Esto actúa como un foco que concentra la energía en el sendero y permite al practicante experimentar sus cualidades específicas. Para el camino de He, que conecta Chokmah con Tiferet, se podría visualizar la letra He como una puerta de luz por la cual fluye la sabiduría.

El uso de la respiración consciente durante la visualización también potencia la práctica. Mientras se visualiza el camino, se puede sincronizar la respiración con el movimiento de la energía, inhalando al atraer la luz hacia el sendero y exhalando al expandir la energía a lo largo del recorrido.

Estas técnicas no solo activan los caminos en la meditación, sino que también ayudan a integrar sus cualidades en la vida cotidiana, facilitando la manifestación de estados superiores de conciencia. A continuación, se presenta un resumen de los efectos de la práctica de los caminos en el autoconocimiento.

En este capítulo, hemos explorado los 22 caminos que conectan los Sephiroth en el Árbol de la Vida, comprendiendo su importancia en la estructura del universo y en el desarrollo espiritual. Los caminos representan no solo las conexiones entre las esferas divinas, sino también las transiciones y los desafíos que enfrentamos en nuestro viaje hacia el autoconocimiento.

La meditación en estos caminos proporciona un medio para experimentar las energías espirituales y permite la integración de las cualidades de las Sephiroth en la vida diaria. Las técnicas de visualización y respiración, junto con el uso de los símbolos sagrados, son prácticas que potencian la capacidad de canalizar estas energías y manifestarlas en la existencia material.

Trabajar con los caminos no solo facilita el crecimiento espiritual, sino que también proporciona un marco para abordar los desafíos internos y desbloquear el potencial latente.

Capítulo 7
Meditación Cabalística

La meditación cabalística es una práctica central en la Cabalá, utilizada para conectar al practicante con niveles más altos de conciencia y con lo divino. A diferencia de otros enfoques meditativos, la meditación cabalística no busca únicamente la relajación o el desapego, sino la activación consciente de las fuerzas espirituales que influyen en la realidad. Es una herramienta poderosa para el autoconocimiento, la transformación personal y el acceso a los reinos espirituales.

En la Cabalá, se considera que la meditación facilita la apertura de los canales de comunicación entre el ser humano y lo divino. A través de prácticas específicas, el meditador puede sintonizarse con las energías de los Sephiroth, los Nombres Sagrados y las letras hebreas, elevando su conciencia hacia estados superiores. La meditación no solo ayuda a equilibrar las fuerzas espirituales en el individuo, sino que también se utiliza para influir en el entorno y en la creación misma, canalizando las energías hacia la manifestación de propósitos específicos.

Uno de los conceptos clave en la meditación cabalística es la kavaná, que significa "intención" o "dirección de la mente". La práctica no es meramente mecánica, sino que requiere una intención clara y profunda concentración. La kavaná dirige la energía del meditador hacia objetivos específicos, como la sanación, la manifestación de deseos o el logro de estados de éxtasis espiritual. La fuerza de la intención amplifica los efectos de la meditación y permite que el practicante se conecte de manera más profunda con la energía espiritual.

La meditación en los Sephiroth es una práctica fundamental en la Cabalá que permite al practicante alinearse con las distintas cualidades espirituales que representan. Cada Sephirah tiene su propio significado y energía, y meditar en ellas ayuda a equilibrar y activar esos aspectos en la vida del practicante.

Una técnica común es la visualización de la luz asociada a cada Sephirah. Por ejemplo, al meditar en Chesed, se puede imaginar una luz azul brillante, expandiéndose y envolviendo al practicante, simbolizando la compasión y la bondad incondicional. Para Gevurah, se visualiza una luz roja intensa, representando la fuerza y la disciplina. Esta práctica ayuda a sintonizar la mente y el cuerpo con las cualidades específicas de cada Sephirah.

Otra técnica es la meditación con los Nombres Divinos asociados a los Sephiroth. Cada Sephirah tiene un nombre sagrado que corresponde a una energía divina particular. Al recitar este nombre durante la meditación, el practicante activa la energía de esa Sephirah en su conciencia. Por ejemplo, el nombre "Eheieh" está asociado con Kether y puede ser usado para conectarse con la fuente más alta de la luz divina.

La respiración consciente también juega un papel importante en la meditación en los Sephiroth. El practicante puede inhalar profundamente, visualizando que la energía de una Sephirah particular fluye hacia él, y exhalar, imaginando que esa energía se extiende a través de su cuerpo y su entorno. Esto facilita la integración de las cualidades espirituales en la vida cotidiana.

Estas técnicas permiten no solo una conexión con las esferas espirituales superiores, sino también la manifestación de sus energías en la vida diaria. A continuación, discutiremos cómo la meditación con las letras hebreas puede complementar estas prácticas y profundizar la experiencia espiritual.

Las letras hebreas son consideradas sagradas en la Cabalá, ya que se cree que cada una contiene una energía espiritual específica y un significado profundo. La meditación con las letras permite al practicante acceder a estos significados ocultos y canalizar la energía espiritual hacia su propio desarrollo. Cada letra se asocia con un valor numérico (gematría), un símbolo y una energía, lo que la convierte en un foco ideal para la meditación.

Un método de meditación con las letras hebreas es la visualización de la forma de la letra, imaginándola como una luz brillante en la mente del practicante. Por ejemplo, al meditar en Alef, la primera letra, se puede visualizar su forma como un puente que conecta lo divino con lo terrenal, representando la unidad y el potencial infinito. Este ejercicio ayuda a sintonizar la conciencia con los niveles superiores de la realidad.

Otra práctica es la recitación de las letras como mantras, pronunciando sus nombres o sonidos repetidamente. Cada letra tiene un poder vibratorio que puede activar diferentes aspectos de la conciencia. Por ejemplo, repetir el sonido de Mem, que está asociado con el agua y la sabiduría, puede facilitar la conexión con las emociones y el conocimiento profundo.

Además de las letras individuales, se pueden utilizar combinaciones de letras para formar Nombres Sagrados o palabras significativas en la meditación. La recitación de un nombre sagrado, como "Yud Hei Vav Hei", facilita la conexión con las energías divinas y ayuda a trascender los niveles ordinarios de la conciencia.

La combinación de la meditación en los Sephiroth y las letras hebreas ofrece una forma completa de abordar el crecimiento espiritual, permitiendo que las cualidades espirituales se activen y se integren plenamente en el ser. A continuación, exploraremos prácticas específicas para acceder a estados elevados de conciencia.

Acceder a estados elevados de conciencia es uno de los objetivos principales de la meditación cabalística. Estos estados permiten al practicante experimentar una mayor unión con lo divino, trascender las limitaciones del ego y acceder a niveles profundos de comprensión espiritual.

Una práctica efectiva para elevar la conciencia es la meditación en el "Tzelem Elohim", que significa la "Imagen Divina". En la Cabalá, se cree que el ser humano está hecho a imagen de Dios, y al meditar en este concepto, el practicante busca identificar su conciencia individual con la conciencia divina. La práctica implica visualizar una figura luminosa, que representa la imagen divina, en el centro del Árbol de la

Vida, y sentir cómo su luz se extiende para envolver todo el cuerpo.

Otra técnica es la contemplación del Ein Sof, el Infinito. Esta práctica implica dirigir la atención hacia la infinitud de la luz divina, más allá de cualquier forma o límite. El meditador imagina una vasta extensión de luz sin fin, permitiendo que su mente se disuelva en esa inmensidad. La práctica del Ein Sof es utilizada para trascender el pensamiento racional y experimentar la unidad con lo divino.

También es útil la práctica de retiros meditativos, dedicando períodos de tiempo prolongados a la meditación profunda sin distracciones. Durante estos retiros, el uso de los Nombres Sagrados y las meditaciones en los Sephiroth y las letras hebreas se intensifica, lo que permite alcanzar estados de conciencia más profundos y duraderos.

Estas técnicas de meditación no solo permiten el acceso a estados elevados de conciencia, sino que también tienen efectos transformadores en la vida cotidiana, ayudando al practicante a vivir de manera más alineada con los principios espirituales

En este capítulo, hemos explorado las técnicas de meditación cabalística, comprendiendo su importancia en la búsqueda espiritual y en la conexión con lo divino. Las prácticas de meditación en los Sephiroth, las letras hebreas y los Nombres Sagrados son herramientas que permiten al practicante transformar su conciencia y experimentar la realidad de manera más profunda.

La clave para incorporar la meditación cabalística en la vida diaria es la consistencia. Es recomendable establecer una rutina de meditación, ya sea por la mañana o por la noche, dedicando al menos 15 a 30 minutos para las prácticas. La elección de la técnica puede variar según el enfoque deseado: la meditación en los Sephiroth para el equilibrio, en las letras hebreas para la activación espiritual, o en el Ein Sof para la trascendencia.

Crear un espacio sagrado para la meditación, utilizando velas, incienso o símbolos cabalísticos, puede ayudar a establecer un ambiente propicio para la práctica. Además, llevar un diario de meditación donde se registren las experiencias y los avances personales es útil para el autoconocimiento y el crecimiento continuo.

Capítulo 8
Visualización Creativa

La visualización creativa es una práctica poderosa en la Cabalá que implica el uso de la imaginación consciente para influir en la realidad interna y externa del practicante. En la tradición cabalística, se cree que los pensamientos y las imágenes mentales no solo son representaciones pasivas de la realidad, sino que también tienen el poder de manifestar cambios en el mundo material y en la conciencia espiritual. Al visualizar de manera consciente, el practicante puede activar las fuerzas espirituales y redirigir la energía hacia la curación, el crecimiento personal o la manifestación de deseos específicos.

El fundamento de la visualización en la Cabalá es la creencia en el poder creativo de la mente, que actúa en sintonía con las fuerzas cósmicas representadas por los Sephiroth y las letras hebreas. Al utilizar imágenes mentales y combinarlas con la intención (kavaná) y la concentración, el practicante puede acceder a los niveles superiores de la conciencia y canalizar las energías divinas para transformar su vida. La visualización se convierte, por lo tanto, en una herramienta práctica para reparar el mundo (Tikkun Olam), así como para el desarrollo espiritual y el autoconocimiento.

Existen diferentes enfoques en la práctica de la visualización cabalística. Algunos se centran en visualizar símbolos sagrados, como los Sephiroth, los Nombres de Dios o las letras hebreas, mientras que otros se enfocan en la creación de escenas mentales específicas que representan el objetivo deseado. La clave es utilizar estas imágenes para activar los canales espirituales y atraer la energía necesaria para alcanzar el propósito de la práctica.

Visualizar los Sephiroth es una práctica cabalística fundamental que permite al practicante alinearse con las distintas energías divinas que cada Sephirah representa. Al trabajar con los diez Sephiroth del Árbol de la Vida, el practicante puede activar cualidades espirituales específicas en su vida y fortalecer su conexión con el flujo divino.

Un ejercicio común es la visualización de la "Escalera de los Sephiroth", en la cual el practicante imagina subir por cada Sephirah, comenzando en Malkuth (el Reino) y avanzando hasta Kether (la Corona). Cada escalón simboliza una esfera diferente de la realidad, y al visualizar cada Sephirah, el practicante se concentra en sus características específicas. Por ejemplo, al subir a Yesod, se puede visualizar una luz púrpura que irradia claridad y enfoque, simbolizando la conexión con el fundamento espiritual y el subconsciente.

Otro ejercicio es la visualización de la luz y los colores asociados con cada Sephirah. Cada Sephirah tiene un color correspondiente en la tradición cabalística, como el blanco brillante de Kether, el azul de Chesed o el rojo de Gevurah. Al visualizar la luz del color adecuado rodeando al practicante o fluyendo dentro de él, se activa la energía espiritual de esa Sephirah, lo que ayuda a equilibrar y armonizar las fuerzas internas.

También es posible combinar la visualización con la recitación de los Nombres Sagrados relacionados con cada Sephirah. Por ejemplo, al visualizar Tiferet (Belleza), se puede recitar el nombre "Yahweh Eloah Va Daath", imaginando cómo la luz dorada de Tiferet irradia hacia el corazón, equilibrando la energía entre el amor y el juicio.

Estas técnicas permiten una experiencia más profunda de los aspectos espirituales de los Sephiroth, facilitando la transformación interna y la integración de sus cualidades en la vida diaria.

La creación de imágenes mentales efectivas es un arte en la visualización cabalística. Para que la práctica sea poderosa, las imágenes deben ser vivas, detalladas y cargadas de intención. Esto implica no solo imaginar una escena, sino también sentirla y experimentarla con todos los sentidos. En la Cabalá, se considera que las imágenes mentales bien formadas son más que meras fantasías; son vehículos a través de los cuales el practicante puede manifestar su intención en la realidad.

Para crear imágenes mentales efectivas, se recomienda seguir estos pasos:

Definir claramente el objetivo de la visualización: Es importante tener una intención clara antes de comenzar la práctica. Ya sea para atraer una cualidad espiritual, sanar una situación o manifestar un deseo, la intención debe estar bien definida.

Seleccionar símbolos cabalísticos adecuados: Utilizar símbolos sagrados, como los Sephiroth, letras hebreas o Nombres de Dios, fortalece la conexión con las energías espirituales. Por ejemplo, al visualizar la sanación, se podría incluir la letra Mem, que está relacionada con el agua y la renovación, o el nombre sagrado "El Shaddai" asociado con Yesod.

Incorporar colores y luz: Los colores tienen un papel importante en la visualización cabalística. Cada Sephirah y letra hebrea se asocia con un color específico que refleja su energía espiritual. Visualizar estos colores en la práctica ayuda a activar la energía deseada. Por ejemplo, el color dorado puede usarse para la armonía y la sanación en Tiferet, mientras que el verde puede simbolizar la victoria y la persistencia en Netzach.

Usar la imaginación sensorial: Es importante no limitarse a la vista. La visualización será más poderosa si se incorporan otros sentidos, como el sonido, el tacto, el olfato o incluso el gusto. Esto hace que la imagen sea más real y efectiva.

Mantener la imagen durante un período de tiempo adecuado: Es recomendable visualizar la imagen durante al menos 10 a 15 minutos, permitiendo que la mente se sumerja completamente en la experiencia. La repetición de la práctica también fortalece la imagen mental y sus efectos.

Mediante la creación de imágenes mentales vívidas y cargadas de intención, el practicante puede influir en su propia energía espiritual y en su entorno.

La visualización no solo es una técnica para la manifestación de objetivos espirituales, sino también una herramienta efectiva para la curación y el equilibrio. En la Cabalá, se cree que el cuerpo y el espíritu están interconectados, y que las enfermedades físicas o desequilibrios emocionales son reflejos de una desarmonía en la energía espiritual. La visualización puede ser utilizada para restaurar esa armonía, ayudando a activar los canales de sanación espiritual.

Una práctica común es la visualización de la "Luz Sanadora". En este ejercicio, el practicante imagina una luz brillante descendiendo desde lo alto del Árbol de la Vida y entrando en su cuerpo a través de Kether (la Corona). La luz viaja por cada una de las Sephiroth, purificando y equilibrando la energía en cada nivel. La práctica continúa hasta que la luz alcanza Malkuth (el Reino), donde se visualiza la energía sanadora irradiando hacia todo el cuerpo físico y más allá, llenando el entorno.

Otra técnica es la visualización de los Nombres de Dios asociados con la sanación. Por ejemplo, el nombre "Raphael", el arcángel de la sanación, puede ser visualizado como una figura de luz verde, envolviendo el área afectada del cuerpo o la mente. A medida que la luz verde brilla intensamente, se imagina que la energía curativa restaura la salud y el equilibrio en esa área.

La visualización para el equilibrio emocional puede incluir la práctica de meditar en Tiferet, el centro del Árbol de la Vida, que representa la armonía y la belleza. Visualizar una luz dorada irradiando desde el corazón, envolviendo el cuerpo y el aura, ayuda a restablecer la paz y el equilibrio emocional, armonizando las fuerzas opuestas de Chesed (compasión) y Gevurah (juicio).

Estas prácticas de visualización no solo contribuyen a la sanación física y emocional, sino que también fortalecen la conexión con las energías espirituales superiores, facilitando el crecimiento personal y el desarrollo espiritual.

En este capítulo, hemos explorado el uso de la visualización creativa en la Cabalá como una herramienta para la transformación interna, la manifestación y la sanación. La visualización, cuando se realiza con intención y concentración, permite al practicante influir en su propia energía y en su entorno, conectando con las fuerzas espirituales representadas por los Sephiroth, los Nombres de Dios y las letras hebreas.

Para incorporar la visualización en la vida diaria, es importante establecer una práctica regular. Se recomienda dedicar de 10 a 20 minutos cada día a la visualización, enfocándose en un objetivo específico o en la armonización general del ser. Es útil combinar la visualización con otras prácticas espirituales, como la meditación en los Sephiroth o la recitación de Nombres Sagrados, para potenciar sus efectos.

Crear un ambiente propicio para la visualización, utilizando música suave, velas o símbolos cabalísticos, puede ayudar a profundizar la práctica. Además, mantener un diario de visualización para registrar las experiencias y los progresos es útil para evaluar el impacto de la práctica y ajustar las técnicas según sea necesario.

Capítulo 9
La Práctica y la Curación

En la Cabalá, la curación espiritual y física es una práctica fundamental que busca restablecer el equilibrio y la armonía tanto en el cuerpo como en el alma. Se considera que todas las enfermedades y los desequilibrios tienen su origen en una desarmonía energética o una falta de alineación con las fuerzas divinas representadas en el Árbol de la Vida. Por lo tanto, la curación no solo se aborda a nivel físico, sino también en los niveles mental, emocional y espiritual.

La curación cabalística se fundamenta en la idea de que los Sephiroth y los caminos del Árbol de la Vida son canales a través de los cuales fluye la energía divina. Cuando uno de estos canales se bloquea o se desequilibra, puede manifestarse como un problema en la vida de la persona, afectando su salud, sus emociones o sus circunstancias. La práctica cabalística busca restaurar el flujo natural de la energía, desbloqueando y armonizando los canales espirituales.

Un enfoque común para la curación es trabajar con los Nombres de Dios y los Nombres de los Arcángeles asociados con cada Sephirah. Estos nombres son utilizados como mantras curativos, que al ser repetidos con intención (kavaná), activan las fuerzas espirituales correspondientes para restablecer el equilibrio. Por ejemplo, el nombre del arcángel Raphael, que significa "Dios sana", es frecuentemente utilizado para invocar la curación en Yesod, la Sephirah que conecta lo espiritual con lo físico.

Además, la curación en la Cabalá también puede incluir la meditación en los colores y las luces de los Sephiroth, visualizando la luz sanadora fluyendo a través del Árbol de la Vida y limpiando las áreas afectadas. La práctica puede extenderse a incluir la visualización de letras hebreas que representan energías específicas de sanación.

A medida que avancemos, exploraremos técnicas específicas para canalizar energía a través de los Sephiroth, así como otras prácticas meditativas y de visualización que apoyan el proceso de sanación.

Canalizar la energía a través de los Sephiroth es una técnica poderosa en la práctica de la curación cabalística. Cada Sephirah representa un aspecto de la energía divina que puede ser utilizado para restaurar el equilibrio en el cuerpo y en el espíritu. Al trabajar conscientemente con los Sephiroth, el practicante puede activar las fuerzas curativas necesarias para tratar enfermedades físicas, problemas emocionales o bloqueos espirituales.

Una técnica común es la meditación en la luz de los Sephiroth. En este ejercicio, el practicante visualiza una luz de un color específico fluyendo desde el Sephirah relevante hacia el área del cuerpo o la mente que necesita sanación. Por ejemplo, la luz azul de Chesed puede ser utilizada para aliviar la ansiedad y promover la paz interior, mientras que la luz roja de Gevurah puede ser usada para fortalecer la fuerza de voluntad y la resistencia física. La práctica implica imaginar que la luz fluye a través del cuerpo, limpiando cualquier energía negativa y restableciendo la vitalidad.

Otra técnica es la recitación de Nombres Sagrados, que se utiliza para activar la energía de un Sephirah específico. Cada Sephirah tiene un nombre divino asociado que puede ser recitado como un mantra curativo. Por ejemplo, al trabajar con Tiferet, se puede usar el nombre "Yahweh Eloah Va Daath", enfocándose en la energía sanadora y equilibradora del corazón, que es la sede de Tiferet. La repetición de este nombre, acompañada de la visualización de una luz dorada en el área del corazón, puede restaurar el equilibrio emocional y promover la sanación física.

El uso de mudras o posiciones de las manos también es común en la curación cabalística. Colocar las manos en posiciones específicas puede ayudar a canalizar la energía de los Sephiroth hacia el cuerpo, ya que las manos son consideradas conductoras de energía espiritual. Al colocar las manos en el área afectada mientras se medita en un Sephirah o se recita un Nombre Sagrado, se potencia la efectividad de la práctica.

Estas técnicas permiten al practicante dirigir conscientemente la energía curativa hacia donde se necesita, utilizando los principios del Árbol de la Vida para guiar el flujo energético.

La meditación y la visualización son herramientas esenciales en la curación cabalística, permitiendo al practicante conectarse con las energías espirituales y canalizarlas hacia el bienestar físico y emocional. Estas prácticas se basan en la visualización de la luz, los colores y los símbolos sagrados, que representan las energías curativas de los Sephiroth y los Nombres de Dios.

Una técnica de visualización común es la "Cascada de Luz Sanadora". En este ejercicio, el practicante imagina una luz blanca brillante descendiendo desde Kether (la Corona), pasando por cada uno de los Sephiroth, y finalmente llegando a Malkuth (el Reino). La luz se visualiza purificando y curando cada nivel del ser, eliminando cualquier bloque energético o impureza. A medida que la luz alcanza Malkuth, se visualiza irradiando hacia todo el cuerpo físico, promoviendo la sanación completa.

Otro enfoque es la meditación en los Nombres de Dios con fines curativos. Por ejemplo, el nombre "El Shaddai", asociado con Yesod, puede ser utilizado para promover la sanación en los órganos reproductivos o para equilibrar la energía sexual. El practicante puede recitar el nombre en voz alta o en silencio, mientras visualiza la luz de Yesod, de color púrpura, fluyendo hacia el área afectada y restaurando su equilibrio.

La visualización de letras hebreas también es una práctica poderosa para la sanación. Cada letra tiene un significado espiritual y una energía específica que puede ser utilizada para curar diferentes aspectos del ser. Por ejemplo, la letra Alef, que simboliza la unidad y el inicio, puede ser visualizada en la frente para activar la sanación mental y espiritual. Imaginar la letra brillando con luz blanca o dorada ayuda a alinear la conciencia con la energía curativa del universo.

Estas prácticas de meditación y visualización son complementarias a otras formas de sanación, permitiendo al practicante no solo abordar los síntomas físicos, sino también tratar las causas subyacentes a nivel espiritual y emocional.

Las letras hebreas son consideradas sagradas en la Cabalá, y cada una de ellas contiene una energía espiritual única que puede ser utilizada para la curación y el equilibrio. Al emplear estas letras en la meditación, la visualización o la escritura, se activa su poder curativo y se canaliza hacia el área afectada del cuerpo o hacia un problema emocional o espiritual.

Un enfoque común es la visualización de la letra en el área afectada del cuerpo. Por ejemplo, si se busca curar un dolor en el pecho, el practicante puede visualizar la letra Hei, que está asociada con la respiración y la vida, brillando en el pecho con luz dorada o blanca. Este ejercicio puede repetirse varias veces, enfocándose en la sensación de la energía curativa llenando la zona.

Otra técnica es la escritura de letras hebreas en un papel, que luego se utiliza como un talismán curativo. El practicante puede escribir una combinación de letras que correspondan a un Nombre Sagrado o una palabra significativa, y llevar el papel consigo o colocarlo en el área donde se necesita sanación. Por ejemplo, la combinación de letras Alef-Lamed-He (אלה), que puede interpretarse como "Dios", se utiliza para invocar la energía divina en la curación.

También se pueden recitar las letras como mantras, repitiendo su nombre o su sonido vibratorio para activar la energía curativa. Por ejemplo, recitar la letra Mem, que simboliza el agua y la renovación, puede ayudar en procesos de curación relacionados con el sistema circulatorio o para aliviar tensiones emocionales. La repetición de las letras, combinada con la visualización y la intención (kavaná), potencia los efectos curativos.

Estas prácticas con las letras hebreas ofrecen un enfoque versátil y espiritual para la sanación, combinando la sabiduría mística de la Cabalá con técnicas meditativas y de visualización.

En este capítulo, hemos explorado diversas técnicas de curación cabalística, comprendiendo el uso de los Sephiroth, los Nombres Sagrados, las meditaciones y las letras hebreas. La práctica de la curación en la Cabalá no solo busca restaurar el equilibrio físico, sino también el bienestar emocional y espiritual, abordando las causas subyacentes de los problemas.

Para incorporar estas prácticas en la vida diaria, es importante establecer una rutina de meditación y visualización, dedicando al menos 15 minutos al día a las técnicas curativas. Crear un espacio sagrado para la práctica, utilizando símbolos cabalísticos o incienso, puede ayudar a establecer una conexión más profunda con las energías curativas.

Se recomienda también mantener un diario de sanación, donde se registren las prácticas realizadas y los efectos observados, lo que puede ayudar a ajustar las técnicas y evaluar el progreso en el proceso curativo.

Capítulo 10
Cabalá y Astrología

La Cabalá y la astrología comparten una relación profunda, ya que ambas disciplinas buscan comprender la estructura del universo y la influencia de las energías cósmicas en la vida humana. En la Cabalá, se considera que las estrellas y los planetas son manifestaciones de las fuerzas divinas y que influyen en los diferentes niveles de la existencia. Al estudiar la interacción entre los Sephiroth y los signos astrológicos, el practicante puede entender mejor cómo los movimientos celestiales afectan su vida, personalidad y destino.

Cada signo del zodíaco se asocia con uno de los doce meses hebreos y se relaciona con las cualidades de las letras hebreas y los Sephiroth. Por ejemplo, el signo de Aries, que marca el comienzo del año astrológico, está vinculado con la letra Hei y la energía de Gevurah, que representa la fuerza y la disciplina. La conexión de Aries con Gevurah se refleja en la naturaleza determinada y enérgica de este signo, que busca superar desafíos y establecer nuevos comienzos.

De manera similar, Tauro está asociado con la letra Vav y la energía de Netzach, la victoria y la persistencia. La energía de Netzach se manifiesta en la capacidad de Tauro para mantenerse firme y perseverar, buscando la belleza y la estabilidad. Entender estas correspondencias ayuda al practicante a comprender cómo las cualidades de los signos astrológicos se reflejan en su carácter y en los desafíos que enfrenta en la vida.

Además de los signos, cada planeta también tiene una correspondencia con los Sephiroth. Por ejemplo, el Sol se asocia con Tiferet, que simboliza la belleza, la armonía y la centralidad, mientras que la Luna se vincula con Yesod, la fundación y el subconsciente. Al analizar la posición de los planetas en la carta astral, el practicante puede identificar qué aspectos de su ser están más activos y cómo armonizarlos con la energía de los Sephiroth.

Cada uno de los Sephiroth en el Árbol de la Vida está relacionado con un planeta específico, lo que refleja la forma en que las energías cósmicas influyen en la realidad espiritual y material. Al comprender estas correspondencias, el practicante de la Cabalá puede armonizar las influencias planetarias en su vida, utilizando las cualidades de cada planeta para el desarrollo espiritual y el equilibrio personal.

Kether, la Sephirah más alta, está asociada con Neptuno. La energía de Neptuno es mística y trascendental, simbolizando la conexión con lo divino y la conciencia cósmica. Trabajar con la energía de Neptuno a través de Kether ayuda al practicante a experimentar la unidad con el universo y a superar las ilusiones del ego.

Chokmah se asocia con Urano, que representa la innovación y la intuición. Urano inspira el despertar de la mente y la capacidad de ver más allá de lo obvio, facilitando la percepción de la verdad oculta. Meditar en Chokmah permite acceder a una sabiduría que trasciende las limitaciones del pensamiento convencional.

Binah, la tercera Sephirah, está vinculada a Saturno, el planeta de la estructura y la disciplina. Saturno aporta la capacidad de crear límites y organizar la energía de manera efectiva. La meditación en Binah, con el conocimiento de la influencia de Saturno, ayuda a fortalecer la disciplina espiritual y a desarrollar la capacidad de estructurar la vida de acuerdo con principios elevados.

Tiferet, que representa el equilibrio y la armonía, está asociado con el Sol. El Sol simboliza la luz y la centralidad del ser, la energía vital que irradia hacia todos los aspectos de la vida. Trabajar con Tiferet bajo la influencia del Sol puede ayudar al practicante a encontrar su propósito y a irradiar la luz de su espíritu en su entorno.

Yesod, la fundación, se relaciona con la Luna, que gobierna las emociones y el subconsciente. La Luna en Yesod influye en la capacidad de conectar con los sueños, la intuición y las emociones profundas. La meditación en Yesod ayuda a purificar el subconsciente y a integrar las emociones en la práctica espiritual.

Estas influencias planetarias son herramientas para comprender los ciclos de la vida y para trabajar con las fuerzas cósmicas de manera consciente.

La armonización de las influencias astrológicas con los principios de la Cabalá es una práctica que permite al practicante equilibrar las energías cósmicas y utilizarlas para su crecimiento espiritual. A través de la meditación, la visualización y la recitación de Nombres Sagrados, es posible trabajar con las cualidades de los planetas y los signos para influir positivamente en la vida.

Una técnica común es la meditación en el planeta regente de un signo zodiacal en combinación con la Sephirah correspondiente. Por ejemplo, si una persona tiene una fuerte influencia de Marte en su carta astral, que está relacionado con Gevurah, puede meditar en la energía de Gevurah y visualizar la luz roja de Marte equilibrando la fuerza y el juicio en su vida. Esta práctica ayuda a canalizar la energía de Marte de una manera constructiva, transformando la impulsividad en una fuerza disciplinada.

Otra técnica es el uso de amuletos astrológicos cabalísticos, que combinan los símbolos de los planetas con los Nombres de Dios y las letras hebreas correspondientes. Por ejemplo, un amuleto que combine el símbolo de Júpiter con el nombre "El" (relacionado con Chesed) puede ser utilizado para atraer la energía de la expansión, la prosperidad y la bondad. Estos amuletos se pueden llevar consigo o colocar en el hogar para equilibrar las influencias astrológicas.

La visualización de la luz de los planetas en los Sephiroth es otra práctica poderosa. Al identificar un desafío específico relacionado con una influencia planetaria, se puede visualizar la luz del planeta fluyendo hacia la Sephirah correspondiente, limpiando y equilibrando la energía. Por ejemplo, para equilibrar la influencia de Venus en asuntos de amor y relaciones, se puede meditar en la energía de Netzach (victoria) y visualizar una luz verde que conecta la influencia de Venus con la energía armonizadora de Netzach.

Estas técnicas permiten al practicante no solo comprender mejor cómo las fuerzas cósmicas afectan su vida, sino también transformar esas energías para su beneficio y crecimiento espiritual.

Los ejercicios de astrología cabalística ofrecen formas prácticas de trabajar con las influencias de los signos y los planetas, integrándolas con las enseñanzas de la Cabalá. Estos ejercicios ayudan a equilibrar las energías astrológicas y a utilizarlas para el autoconocimiento y la mejora de la vida diaria.

Uno de los ejercicios más efectivos es la meditación diaria con el Sephirah correspondiente al regente planetario del día. Cada día de la semana está asociado con un planeta que influye en la energía de ese día. Por ejemplo, el lunes está regido por la Luna y se relaciona con Yesod. Al meditar en Yesod los lunes, el practicante puede equilibrar las emociones y el subconsciente, alineándose con la energía lunar de ese día.

Otro ejercicio es la creación de una carta astrológica cabalística, que combina la carta astral tradicional con las correspondencias de los Sephiroth. Esto implica analizar las posiciones de los planetas en la carta natal y relacionarlos con las Sephiroth y los caminos del Árbol de la Vida. Esta carta proporciona un mapa más profundo de los desafíos y oportunidades espirituales de la persona, ofreciendo una guía para trabajar con las influencias planetarias a través de la meditación y la práctica cabalística.

Un tercer ejercicio práctico es el uso de afirmaciones astrológicas cabalísticas. Estas afirmaciones se construyen combinando las cualidades del signo o planeta con el Sephirah correspondiente. Por ejemplo, para alguien influenciado por Saturno en Capricornio, se puede crear la afirmación: "Yo acepto la disciplina de Binah y la estructura de Saturno para construir un futuro sólido y equilibrado." Repetir esta afirmación durante la meditación ayuda a alinear la mente con la energía deseada.

En este capítulo, hemos explorado la relación entre la Cabalá y la astrología, entendiendo cómo los Sephiroth, los planetas y los signos astrológicos interactúan para influir en la vida espiritual y material del individuo. La integración de estos dos sistemas permite al practicante acceder a un conocimiento más profundo de sí mismo y trabajar conscientemente con las energías cósmicas para promover su desarrollo personal y espiritual.

Hemos visto cómo cada Sephirah se asocia con un planeta, y cómo los signos del zodíaco corresponden a cualidades específicas que pueden ser armonizadas mediante técnicas cabalísticas. La meditación en los Sephiroth, la visualización de las luces planetarias, el uso de amuletos cabalísticos y la creación de afirmaciones astrológicas son prácticas útiles para trabajar con las influencias astrológicas de manera consciente. Estas técnicas permiten transformar las energías planetarias, canalizándolas hacia el equilibrio y el crecimiento.

Para incorporar la astrología cabalística en la vida diaria, se recomienda seguir estas sugerencias:

Meditar en el Sephirah correspondiente al regente planetario del día. Esto permite sintonizarse con la energía cósmica de la jornada y equilibrar sus efectos en la vida personal. Por ejemplo, trabajar con Tiferet los domingos, regidos por el Sol, puede ayudar a armonizar el centro emocional y aumentar la vitalidad.

Mantener un diario astrológico-cabalístico, registrando las experiencias y observaciones personales sobre cómo las influencias planetarias afectan la vida diaria y las meditaciones. Este diario puede servir como una herramienta de autoconocimiento y ajuste de las prácticas.

Utilizar amuletos o talismanes astrológicos cabalísticos, especialmente diseñados para ayudar a equilibrar una influencia planetaria específica que esté presente en la carta natal o en la vida cotidiana.

Aplicar afirmaciones astrológicas que integren las cualidades planetarias y los principios de los Sephiroth. Estas afirmaciones pueden ser recitadas durante las meditaciones o en momentos específicos del día para reforzar la conexión con la energía deseada.

El uso combinado de la astrología y la Cabalá ofrece un enfoque holístico y espiritual para comprender y trabajar con las fuerzas que moldean la vida humana.

Capítulo 11
El Tikkun

El concepto de Tikkun es fundamental en la Cabalá y se traduce como "corrección" o "reparación". Este término se refiere a la idea de que el universo no es completamente perfecto y que cada individuo tiene la responsabilidad espiritual de contribuir a su reparación. El Tikkun se manifiesta en múltiples niveles, incluyendo el individual, el colectivo y el cósmico, y abarca tanto el crecimiento personal como la sanación del mundo. En la práctica cabalística, el Tikkun implica trabajar conscientemente para corregir los aspectos del alma que necesitan ser purificados, así como para reparar las divisiones y desequilibrios en la creación.

Según la Cabalá, la ruptura de los recipientes (Shevirat HaKelim) es un evento cósmico que ocurrió cuando las vasijas que contenían la luz divina se rompieron debido a la inmensa fuerza de la luz que no pudieron contener. Como resultado, la luz quedó fragmentada y dispersa, y el mundo físico se formó con esas chispas de luz atrapadas en la materia. El propósito del Tikkun es recoger y elevar estas chispas divinas, reintegrándolas en la unidad original para restaurar la armonía universal.

A nivel personal, el Tikkun se refiere al proceso de autocorrección y desarrollo espiritual. Cada alma tiene su propia misión en la vida, que implica superar desafíos y aprender lecciones específicas para liberar las chispas divinas atrapadas en sus experiencias. La práctica cabalística proporciona herramientas para identificar estas áreas de corrección y para trabajar en ellas de manera sistemática.

El concepto de Tikkun también se extiende al ámbito social y colectivo, donde cada persona tiene la responsabilidad de contribuir al bienestar del mundo, ya sea a través de actos de bondad, justicia, o esfuerzos por mejorar las condiciones de vida. La corrección del mundo físico es vista como un reflejo de la restauración espiritual interna.

Para trabajar efectivamente en el Tikkun, es esencial identificar las áreas que necesitan corrección. En la Cabalá, estas áreas se denominan Tikkunim, y pueden manifestarse como patrones de comportamiento repetitivos, desafíos emocionales o espirituales, o situaciones difíciles en la vida que parecen recurrentes. Estos aspectos indican karmas o lecciones no resueltas que el alma necesita abordar.

Una herramienta clave para identificar las áreas de corrección es el Árbol de la Vida, ya que cada Sephirah representa aspectos específicos del ser y del comportamiento humano. Por ejemplo, si una persona experimenta problemas recurrentes relacionados con la disciplina o el control, podría ser un desequilibrio en Gevurah, la Sephirah que gobierna la fuerza y el juicio. Meditar en Gevurah y trabajar conscientemente en desarrollar una disciplina equilibrada puede ayudar a corregir este Tikkun.

Otra forma de identificar áreas de corrección es a través del análisis astrológico cabalístico. La posición de los planetas y los aspectos en la carta natal pueden proporcionar información sobre los desafíos kármicos y las oportunidades de corrección. Por ejemplo, la presencia de Saturno en una posición específica puede indicar la necesidad de trabajar en la estructura y la responsabilidad, áreas donde es necesario realizar el Tikkun.

El reflejo en las relaciones interpersonales también es un indicador importante. Las dificultades con ciertas personas o la repetición de patrones en las relaciones a menudo reflejan aspectos internos que necesitan ser sanados. La práctica de la autoobservación consciente y la reflexión introspectiva son esenciales para reconocer estos patrones y entender su origen espiritual.

Identificar las áreas para la corrección es el primer paso para el Tikkun, pero la verdadera transformación ocurre cuando se adoptan prácticas específicas para trabajar en estos desafíos.

El trabajo en el Tikkun implica no solo la identificación de las áreas de corrección, sino también la implementación de prácticas espirituales y éticas que ayuden a restaurar el equilibrio y a reparar las fracturas en el alma y en el mundo. Existen varias técnicas cabalísticas para trabajar en el Tikkun, tanto a nivel individual como colectivo.

Una técnica fundamental es la meditación en los Sephiroth. Cada Sephirah representa una cualidad espiritual que puede ser cultivada para corregir desequilibrios específicos. Por ejemplo, trabajar con Tiferet ayuda a desarrollar el equilibrio y la compasión, mientras que la meditación en Yesod puede ayudar a liberar patrones emocionales negativos. La práctica de visualizar la luz de una Sephirah específica llenando el cuerpo y el entorno puede facilitar la corrección de las áreas desequilibradas.

Otra técnica poderosa es la práctica del Tzedaká, o actos de caridad y justicia. En la Cabalá, la acción altruista es una forma de elevar las chispas divinas y contribuir al Tikkun Olam (reparación del mundo). Dar con intención y propósito no solo beneficia al receptor, sino que también ayuda al dador a purificar su propia alma y a realizar correcciones kármicas.

El uso de los Nombres de Dios es otra herramienta eficaz para el trabajo de corrección. Cada Nombre Sagrado tiene una energía específica que puede ser invocada para sanar, proteger o transformar. Por ejemplo, recitar el nombre "Adonai" durante la meditación puede ser útil para trabajar en la humildad y la aceptación. La combinación de la recitación con la visualización de la luz correspondiente amplifica el efecto de la práctica.

El Tikkun colectivo también puede ser abordado mediante la participación en actividades comunitarias y la promoción de la justicia y la paz. Las acciones destinadas a mejorar la sociedad y ayudar a los necesitados son vistas como un reflejo del trabajo interno de corrección, ya que el bienestar del mundo externo está intrínsecamente ligado al crecimiento espiritual interno.

Las meditaciones específicas para el Tikkun son prácticas diseñadas para ayudar al practicante a reparar aspectos específicos de su vida y a transformar las energías negativas en positivas. Estas meditaciones se centran en Sephiroth, Nombres Sagrados, letras hebreas y visualizaciones específicas para abordar los desafíos espirituales y emocionales.

Una de las meditaciones más efectivas es la meditación en Tiferet, la Sephirah central que representa la armonía y la belleza. Al meditar en Tiferet, se puede visualizar una luz dorada que irradia desde el corazón, armonizando los aspectos de la compasión y el juicio en la vida. Esta práctica es útil para quienes luchan con conflictos internos o desequilibrios emocionales.

Otra meditación importante es la visualización de la letra hebrea Alef, que simboliza la unidad y la conexión con lo divino. La práctica implica imaginar la letra Alef brillando en la mente, llenando el cuerpo con una luz blanca pura y disolviendo cualquier energía de separación o conflicto. Esto ayuda a alinear la conciencia con el propósito superior del Tikkun.

La meditación en los Nombres de Dios, como "Yud Hei Vav Hei", también se utiliza para trabajar en la corrección. Al recitar este Nombre, se visualiza una luz brillante descendiendo desde Kether, llenando el practicante con la energía del Nombre y sanando cualquier fragmentación o desequilibrio. La intención (kavaná) durante la meditación es crucial, ya que la corrección depende de la pureza y la concentración del propósito.

Estas meditaciones, realizadas con regularidad, permiten avanzar en el camino del Tikkun, ayudando a reparar no solo el alma individual sino también el tejido espiritual del mundo.

En este capítulo, hemos abordado el concepto de Tikkun en la Cabalá, explorando su significado como proceso de corrección y reparación tanto a nivel personal como cósmico. Hemos discutido la importancia de identificar las áreas de corrección, así como técnicas prácticas para trabajar en el Tikkun mediante la meditación, la caridad y el uso de los Nombres Sagrados.

El Tikkun es una práctica continua que exige autoconocimiento, disciplina y acción consciente. Al incorporar las meditaciones específicas y los actos de bondad en la vida diaria, el practicante puede progresar en su corrección personal y contribuir a la reparación del mundo (Tikkun Olam).

Para continuar el trabajo de Tikkun, se recomienda:

Mantener una práctica diaria de meditación, enfocándose en los Sephiroth o Nombres de Dios relevantes para los desafíos que se enfrentan.

Realizar actos de caridad (Tzedaká) con regularidad, utilizando estos momentos como oportunidades para liberar chispas divinas atrapadas en la materia.

Mantener un diario espiritual, registrando los avances y desafíos en el proceso de corrección para evaluar el progreso y ajustar las prácticas según sea necesario.

El Tikkun no es un destino, sino un camino de transformación continua. En el próximo capítulo, profundizaremos en el trabajo con los ángeles en la Cabalá, explorando sus funciones, su relación con los

Sephiroth y las prácticas para conectarse con ellos en la vida espiritual.

Capítulo 12
Los Ángeles

En la Cabalá, los ángeles son vistos como emisarios divinos, fuerzas espirituales que median entre lo divino y lo humano. Son responsables de llevar a cabo la voluntad de Dios y están asociados con las diferentes Sephiroth del Árbol de la Vida. Cada ángel tiene una función específica, y su energía representa un aspecto particular de la manifestación divina en el mundo. En la práctica cabalística, trabajar con los ángeles implica aprender a conectarse con estas fuerzas espirituales para recibir orientación, sanación o protección.

Según la tradición cabalística, los ángeles son creados a partir de la luz divina y cumplen funciones específicas en el universo. Están organizados en jerarquías, y cada Jerarquía Angelical corresponde a diferentes niveles del Árbol de la Vida, desde las Sephiroth superiores, como Kether, hasta las más bajas, como Malkuth. Estas jerarquías permiten una interacción dinámica entre las energías divinas y el mundo material.

Cada Sephirah está asociada con un arcángel principal y una legión de ángeles. Por ejemplo, Kether, la Sephirah más alta, está relacionada con el arcángel Metatrón, quien es considerado el ángel supremo y el guardián de los secretos divinos. Yesod, que representa la fundación y el subconsciente, se asocia con el arcángel Gabriel, quien es conocido como el mensajero divino y el guardián de los sueños y las visiones.

Los ángeles también tienen correspondencias con los cuatro elementos y con los signos astrológicos, lo que refuerza su papel como mediadores entre lo espiritual y lo físico. Por ejemplo, Mijael, el arcángel asociado con Tiferet, está relacionado con el elemento fuego y representa la luz, el equilibrio y la protección. Trabajar con Mijael puede ayudar a restaurar la armonía interna y guiar al practicante hacia un propósito elevado.

La interacción de los ángeles con las Sephiroth y los cuatro mundos cabalísticos (Atzilut, Beriah, Yetzirah y Assiah) es esencial para comprender cómo estas fuerzas espirituales actúan en diferentes niveles de la creación. Cada Sephirah se asocia con un arcángel que representa la manifestación de sus cualidades espirituales en el universo.

En el Mundo de Atzilut, que es el más elevado y cercano a la fuente divina, los ángeles están más unidos a la esencia pura de la luz divina. Metatrón, el arcángel de Kether, representa esta unión directa con la voluntad divina. En este nivel, los ángeles no tienen forma concreta, sino que son emanaciones puras de la luz divina. Trabajar con los ángeles de Atzilut implica conectar con la esencia de la voluntad divina para recibir inspiración y propósito.

En el Mundo de Beriah, los ángeles tienen un papel en la creación de las estructuras espirituales y en la organización de las jerarquías divinas. Raziel, el arcángel de Chokmah, es un ejemplo de un ángel en este nivel, siendo el guardián de los misterios y el conocimiento esotérico. Meditar en Beriah y los ángeles asociados puede ayudar a comprender las leyes espirituales y el propósito divino detrás de las experiencias humanas.

En el Mundo de Yetzirah, los ángeles actúan como mensajeros y agentes de transformación, moviéndose entre los mundos superiores y el mundo físico. Gabriel, el arcángel de Yesod, es el principal mensajero divino en Yetzirah, ayudando a comunicar las visiones y los sueños al practicante. Los ángeles de este mundo son los más accesibles para la invocación, ya que su función es interceder en el mundo material y facilitar la conexión con las energías superiores.

Em el Mundo de Assiah, los ángeles están más relacionados con la manifestación física y con la protección de las fuerzas de la naturaleza. Sandalphon, el arcángel asociado con Malkuth, actúa como un puente entre lo espiritual y lo físico, ayudando a anclar las energías espirituales en el mundo terrenal. Los ángeles en Assiah son esenciales para la protección y la sanación física.

Comprender la interacción de los ángeles con los Sephiroth y los mundos cabalísticos permite al practicante trabajar con ellos de manera más efectiva.

Invocar a los ángeles en la práctica cabalística implica aprender a sintonizarse con sus energías y llamarlos de manera consciente para recibir su asistencia. La invocación no es solo una cuestión de recitar palabras, sino de abrir la conciencia para conectarse con las frecuencias espirituales de los ángeles y permitir que su luz y guía penetren en la vida del practicante.

Una técnica común para invocar ángeles es el uso de los Nombres Sagrados y los Nombres de los Arcángeles. Cada ángel tiene un nombre que actúa como una clave para acceder a su energía. Por ejemplo, al invocar a Mijael, se puede recitar: "Mijael, Príncipe del Fuego Sagrado, defensor de la Luz Divina, protege y guía mis pasos." Esta invocación puede ser acompañada por la visualización de una luz dorada o fuego envolviendo el cuerpo para proteger y purificar.

Otra práctica es la meditación en los símbolos angelicales y las letras hebreas. Cada ángel tiene un símbolo o una letra que lo representa y que puede ser utilizado en la meditación para facilitar la conexión. Por ejemplo, para invocar a Gabriel, se puede meditar en la letra Gimel, visualizándola brillando intensamente en la mente mientras se recita el nombre del arcángel. Esta práctica ayuda a alinear la conciencia con la vibración del ángel y a facilitar la recepción de mensajes espirituales.

El uso de velas, incienso y otros elementos rituales también es común en las invocaciones angelicales. Encender una vela blanca para la pureza o una vela dorada para la protección puede fortalecer la intención de la invocación. El incienso, como el olíbano o el sándalo, puede ser utilizado para purificar el espacio y crear un ambiente propicio para la presencia de los ángeles.

Al trabajar con la invocación, es importante mantener una intención clara (kavaná) y un corazón abierto, ya que la conexión con los ángeles depende de la pureza de la intención y del deseo de recibir su guía.

Las prácticas para obtener orientación y protección angelical son fundamentales en la Cabalá, ya que permiten al practicante recibir ayuda en momentos de necesidad y fortalecer su conexión con lo divino. Estas prácticas pueden ser utilizadas para resolver problemas específicos, superar obstáculos o simplemente para buscar guía en el camino espiritual.

Una de las prácticas más efectivas es la meditación guiada con ángeles. El practicante puede visualizarse en un lugar sagrado, rodeado de luz, y luego invocar al ángel correspondiente para que le guíe o le proporcione protección. Por ejemplo, al meditar en Metatrón, el practicante puede imaginar una luz blanca brillante descendiendo desde lo alto y envolviéndolo, simbolizando la sabiduría divina y la protección contra las influencias negativas.

Otra práctica común es la escritura automática o canalización con los ángeles. Esto implica abrir la mente y el corazón a la energía del ángel invocado y permitir que sus mensajes se transmitan a través de la escritura. Antes de comenzar, el practicante puede recitar una oración para invocar al ángel, pidiendo claridad y orientación. Luego, se permite que las palabras fluyan libremente en el papel, confiando en que el ángel guiará la mano del escritor.

El uso de amuletos angelicales también es popular para la protección. Estos amuletos suelen contener símbolos sagrados, letras hebreas o nombres de ángeles, y se llevan consigo o se colocan en el hogar para proteger el espacio de energías negativas. Un amuleto con el nombre de Rafael puede ser utilizado para la sanación, mientras que uno con el nombre de Mijael puede proporcionar protección contra influencias dañinas.

Estas prácticas fortalecen la conexión con los ángeles y permiten que su luz guíe y proteja al practicante en su vida diaria.

En este capítulo, hemos explorado el papel de los ángeles en la Cabalá, entendiendo sus funciones como mensajeros y fuerzas espirituales que median entre lo divino y lo humano. Cada ángel está asociado con una Sephirah y un aspecto particular del Árbol de la Vida, y al trabajar con ellos, el practicante puede recibir orientación, sanación y protección.

Hemos visto cómo los ángeles interactúan con los cuatro mundos cabalísticos y cómo sus energías pueden ser invocadas a través de meditaciones, oraciones y prácticas rituales. La clave para trabajar efectivamente con los ángeles es la pureza de la intención y la disposición para recibir su luz.

Para integrar estas prácticas en la vida cotidiana, se recomienda:

Establecer una práctica regular de invocación y meditación angelical, utilizando los Nombres de los Arcángeles y visualizaciones de luz.

Utilizar amuletos y símbolos angelicales para fortalecer la conexión y proporcionar protección.

Mantener un diario espiritual donde se registren las experiencias con los ángeles, observando cómo sus mensajes y energías afectan la vida diaria.

El trabajo con los ángeles es una vía directa para experimentar la presencia divina y para avanzar en el camino espiritual. En el próximo capítulo, profundizaremos en el concepto de Qliphoth, explorando la sombra del Árbol de la Vida y las prácticas para trabajar con las energías oscuras.

Capítulo 13
Qliphoth

El término Qliphoth (también escrito "Klipot") se refiere a la "cáscara" o "concha" que representa las fuerzas negativas y desequilibradas en la Cabalá. Son vistas como la sombra del Árbol de la Vida, un reflejo oscuro que surge cuando las energías divinas se distorsionan o se separan de su fuente. Los Qliphoth se consideran el resultado de la ruptura de los recipientes (Shevirat HaKelim), un evento cósmico en el que la luz divina excedió la capacidad de las vasijas que la contenían, fragmentándose en la creación material y dando lugar a estas fuerzas desarmonizadas.

En la Cabalá, los Qliphoth representan los aspectos negativos o corruptos de las Sephiroth, y se consideran barreras que bloquean el flujo de la luz divina. Donde las Sephiroth son canales de energía equilibrada y positiva, los Qliphoth son fuerzas que han perdido su propósito divino y se han vuelto caóticas. Sin embargo, los Qliphoth no son inherentemente "malvados"; más bien, son manifestaciones de desequilibrios o distorsiones energéticas que pueden ser corregidas y reintegradas en la luz.

Cada Sephirah tiene un Qliphah correspondiente que refleja su sombra o polaridad negativa. Por ejemplo, el Qliphah de Chesed (compasión) es Gamaliel, que representa la indulgencia y el desorden. El trabajo espiritual con los Qliphoth implica reconocer y enfrentar estos aspectos oscuros dentro de uno mismo, trabajando para transformar y purificar esas energías.

El estudio y la práctica con los Qliphoth en la Cabalá no se trata de sumergirse en la oscuridad, sino de comprender las sombras interiores y las fuerzas de resistencia que bloquean el crecimiento espiritual. El propósito es equilibrar la luz y la oscuridad dentro del practicante, integrando todos los aspectos de la existencia en un camino hacia la unificación y la corrección (Tikkun).

Trabajar con las energías Qliphothicas requiere un enfoque consciente y cuidadoso, ya que estas fuerzas representan los aspectos más densos y desarmonizados del ser. Identificar las manifestaciones de los Qliphoth en la vida diaria implica reconocer los patrones de comportamiento negativos, los bloqueos emocionales y las influencias externas que pueden estar afectando el crecimiento espiritual.

Un enfoque útil para identificar las energías Qliphothicas es el uso del Árbol de la Vida invertido, que representa la estructura de los Qliphoth y sus correspondencias. Cada Qliphah refleja una versión distorsionada de su Sephirah correspondiente. Por ejemplo, si una persona experimenta dificultades con la disciplina o la ira, puede ser un signo de un desequilibrio en Gevurah, donde la fuerza se ha convertido en crueldad o tiranía. Meditar en el equilibrio de Gevurah puede ayudar a purificar estas influencias Qliphothicas.

Otro método para identificar las energías de los Qliphoth es la autoobservación consciente. Esto implica observar las emociones, los pensamientos y los patrones de comportamiento que surgen en la vida cotidiana y reconocer cuándo se alejan del equilibrio. Los estados de ánimo extremos, el miedo excesivo, la apatía o la obsesión pueden ser indicios de que las fuerzas Qliphothicas están influyendo en la conciencia.

Para lidiar con estas energías, es fundamental practicar la meditación y la purificación espiritual. La visualización de la luz blanca o dorada fluyendo a través del cuerpo y del Árbol de la Vida puede ayudar a limpiar y armonizar el campo energético. Además, recitar los Nombres Sagrados correspondientes a las Sephiroth desequilibradas puede ayudar a restaurar el flujo de energía y disolver los bloqueos.

Trabajar con las energías Qliphothicas no significa evitarlas o reprimirlas, sino enfrentar y transformar esos aspectos para reintegrarlos en un camino de luz.

Las técnicas de purificación y protección espiritual son esenciales para trabajar con las energías Qliphothicas, ya que permiten al practicante mantener un campo energético limpio y equilibrado mientras aborda los desafíos de la sombra. Estas técnicas ayudan a disolver las influencias negativas, fortaleciendo la conexión con la luz divina y el propósito espiritual.

Una técnica común de purificación es la visualización de la Luz Blanca Divina. El practicante imagina una luz blanca brillante que desciende desde lo alto, llenando cada Sephirah del Árbol de la Vida en su cuerpo. Esta luz se visualiza limpiando y purificando cualquier energía negativa o bloqueada, especialmente en las áreas donde las influencias Qliphothicas son más fuertes. Al final de la visualización, la luz se expande más allá del cuerpo, creando un escudo protector alrededor del practicante.

La recitación de los Nombres de Dios también es eficaz para la purificación y la protección. Cada Sephirah tiene un Nombre Sagrado asociado que puede ser utilizado como un mantra para invocar la energía divina correspondiente. Por ejemplo, el nombre "El", asociado con Chesed, puede ser recitado para purificar y equilibrar las emociones desbordadas. La repetición del Nombre Sagrado, acompañada de la intención de restaurar el equilibrio, ayuda a disolver las energías Qliphothicas y a reforzar la luz.

El uso de amuletos y talismanes cabalísticos también es común para la protección espiritual. Estos objetos suelen estar grabados con letras hebreas, Nombres Sagrados o símbolos cabalísticos, y se utilizan para crear un campo de energía protectora alrededor del practicante. Llevar un amuleto de protección o colocarlo en el hogar puede ayudar a neutralizar influencias externas negativas.

La práctica de baños rituales con sal es efectiva para limpiar el campo energético. La sal tiene propiedades purificadoras y se utiliza para absorber las energías densas. Al realizar un baño ritual, se puede agregar sal marina al agua mientras se recita una oración o un Nombre Sagrado, visualizando cómo el agua y la sal limpian y purifican el cuerpo y el espíritu.

Estas prácticas de purificación y protección son herramientas valiosas para mantener el equilibrio y la armonía, incluso cuando se trabaja con las energías de la sombra.

Las meditaciones para equilibrar la luz y la oscuridad son prácticas fundamentales en la Cabalá para trabajar con los Qliphoth y armonizar los aspectos luminosos y sombríos de la conciencia. Estas meditaciones no buscan eliminar la oscuridad, sino transformarla y reintegrarla en un estado de equilibrio.

Una de las meditaciones más poderosas es la meditación del Árbol de la Vida invertido, en la cual el practicante visualiza el Árbol de la Vida con sus Sephiroth orientadas hacia abajo, simbolizando la exploración de las sombras. En esta meditación, se invoca la luz divina para penetrar en cada Sephirah invertida, purificando las energías Qliphothicas y transformando las sombras en luz. Esta práctica ayuda a confrontar los aspectos oscuros del ser con coraje y claridad.

Otra técnica es la meditación en la "Llama Triple", que implica visualizar una llama de tres colores (blanco, dorado y azul) en el corazón. La llama blanca representa la luz pura de la divinidad, la dorada simboliza la sabiduría y la transformación, y la azul representa la protección y la purificación. Al meditar en esta llama, el practicante imagina que consume cualquier energía negativa o desequilibrada, restaurando la armonía y el equilibrio en su interior.

La meditación en los Nombres de Dios y las letras hebreas es otra práctica efectiva para trabajar con la sombra. Recitar el Nombre Sagrado asociado con la Sephirah que se encuentra desequilibrada, o meditar en la letra hebrea correspondiente, ayuda a alinear la conciencia con la energía divina. Por ejemplo, si se experimenta miedo o ansiedad, se puede meditar en el Nombre "Shaddai", visualizando la luz que disuelve el miedo y restaura la seguridad.

Estas meditaciones no solo facilitan la transmutación de las sombras, sino que también fortalecen el crecimiento espiritual, permitiendo que el practicante avance hacia un estado de mayor equilibrio y unificación.

En este capítulo, hemos explorado el concepto de Qliphoth en la Cabalá, entendiendo su papel como la sombra del Árbol de la Vida y la manifestación de energías desequilibradas. Trabajar con los Qliphoth no significa caer en la oscuridad, sino aprender a reconocer, enfrentar y transformar las sombras en luz, reintegrándolas en un estado de armonía espiritual.

Hemos discutido cómo identificar las manifestaciones de los Qliphoth, técnicas de purificación y protección, y meditaciones para equilibrar la luz y la oscuridad. La clave para trabajar con el Qliphoth es mantener una intención clara (kavaná) y un enfoque disciplinado, utilizando prácticas espirituales para restaurar el equilibrio.

Para trabajar de manera segura con las energías Qliphothicas, se recomienda:

Mantener prácticas regulares de purificación y protección, como la visualización de la Luz Blanca Divina y la recitación de Nombres Sagrados.

Practicar la autoobservación consciente para identificar los patrones de comportamiento o emociones que indican desequilibrios.

Utilizar amuletos, talismanes y símbolos sagrados como herramientas de protección y apoyo.

El trabajo con el Qliphoth es una oportunidad para el crecimiento espiritual profundo y la integración de todos los aspectos del ser. En el próximo capítulo, abordaremos el concepto de la Alquimia Cabalística, explorando cómo la transformación interna puede conducir a la transmutación de las energías negativas en positivas.

Capítulo 14
Alquimia Cabalística

La alquimia cabalística es una práctica esotérica que busca la transformación interna y la transmutación de las energías en diferentes niveles del ser. A diferencia de la alquimia tradicional, que se centra en la transformación de metales en oro, la alquimia cabalística persigue la purificación del alma y la elevación espiritual del practicante. En la Cabalá, esta transformación es vista como un proceso de refinamiento de la conciencia, en el que los aspectos más densos o negativos son convertidos en luz y energía espiritual pura.

El proceso alquímico en la Cabalá se basa en el principio de la unificación de los opuestos, equilibrando las fuerzas opuestas representadas en las Sephiroth del Árbol de la Vida. Así, la alquimia cabalística implica trabajar con el fuego de Gevurah (juicio) y el agua de Chesed (misericordia), combinando sus cualidades para lograr un equilibrio en Tiferet (belleza), la Sephirah central que simboliza la armonía y la integridad.

En el contexto de la Cabalá, el proceso alquímico también está relacionado con la transmutación de las emociones y la elevación de la energía sexual, que se considera una de las fuerzas más potentes en el ser humano. La energía creativa, simbolizada por Yesod, puede ser refinada y elevada a través de la práctica espiritual, canalizándola hacia la transformación interna y el desarrollo del potencial divino.

Otro concepto fundamental en la alquimia cabalística es el de la "Gran Obra", que representa el viaje espiritual hacia la iluminación. La "Gran Obra" no es un solo evento, sino un proceso continuo de purificación, integración y ascenso a niveles superiores de conciencia. La práctica de la alquimia cabalística proporciona herramientas para transmutar las energías negativas en positivas, transformando la oscuridad interna en luz.

La alquimia cabalística está intrínsecamente ligada a los Sephiroth del Árbol de la Vida, ya que cada Sephirah representa una etapa o aspecto del proceso alquímico. Al trabajar con las energías de las Sephiroth, el practicante puede refinar y elevar la conciencia, integrando aspectos aparentemente opuestos para alcanzar la unificación y la transformación espiritual.

En la primera etapa alquímica, que corresponde a la purificación, se trabaja con Malkuth, la Sephirah que representa la materia y la realidad física. En esta fase, el practicante busca liberar las energías densas o bloqueadas a través de prácticas de purificación, como la meditación y los rituales de limpieza. El objetivo es preparar el "plomo" o la materia prima de la conciencia para la transmutación.

La siguiente etapa involucra el trabajo con Yesod, donde la energía se vuelve más sutil y se conecta con el plano emocional y sexual. La transmutación de la energía sexual en fuerza espiritual es un aspecto clave de la alquimia en Yesod, ya que permite canalizar la energía creativa hacia la transformación interior. La práctica meditativa en esta Sephirah ayuda a purificar las emociones y a refinar la energía vital.

En la tercera etapa, el enfoque se desplaza hacia Tiferet, la Sephirah central que representa la integración y la armonía. Aquí, el trabajo consiste en unificar los opuestos, equilibrando las energías de Chesed (misericordia) y Gevurah (juicio). La meditación en Tiferet permite alcanzar un estado de equilibrio interno y facilita el ascenso a los niveles superiores del Árbol de la Vida.

En las etapas finales de la alquimia cabalística, el trabajo se orienta hacia las Sephiroth superiores, como Binah y Chokmah, que representan la sabiduría y la comprensión superiores. La transmutación final ocurre en Kether, la Sephirah más alta, que simboliza la unidad con lo divino y la realización de la "Gran Obra". La conciencia del practicante se eleva a un nivel en el que las dualidades se disuelven y se experimenta la luz divina en su forma más pura.

La relación entre la alquimia y los Sephiroth proporciona un marco para el trabajo espiritual profundo, permitiendo al practicante transitar por cada etapa del proceso de transformación.

La "Gran Obra" de la alquimia cabalística es el proceso continuo de transformación espiritual que busca la purificación y elevación del alma. Existen varias técnicas que se pueden emplear para realizar la "Gran Obra", cada una enfocada en aspectos diferentes del ser y en las energías de las Sephiroth.

Una técnica fundamental es la meditación alquímica en el Árbol de la Vida, en la que el practicante visualiza el flujo de luz moviéndose a través de las Sephiroth, purificando y elevando la energía en cada nivel. Se comienza en Malkuth, limpiando la materia y la conciencia física, y se avanza progresivamente hacia las Sephiroth superiores, como Yesod, Tiferet y finalmente Kether, integrando y elevando la energía en cada paso. Esta práctica permite un trabajo sistemático de transmutación, transformando las energías densas en luz pura.

Otra técnica esencial en la "Gran Obra" es la transmutación de la energía sexual. En la Cabalá, la energía sexual se ve como una de las fuerzas más poderosas para la transformación espiritual. A través de prácticas como la respiración consciente y la visualización de la energía ascendente por la columna vertebral, el practicante puede refinar y elevar esta energía, canalizándola hacia la espiritualidad en lugar de dejar que se disipe en el plano físico. El trabajo en Yesod es clave en esta etapa, ya que esta Sephirah es la base de la energía creativa.

La oración y la recitación de Nombres Sagrados también son herramientas potentes para realizar la "Gran Obra". Cada Sephirah tiene un Nombre de Dios que puede ser utilizado para invocar la energía correspondiente. Por ejemplo, recitar el nombre "YHVH Elohim" en Binah puede facilitar la comprensión profunda y la transformación de la conciencia. La repetición de los Nombres Sagrados, combinada con la intención (kavaná), actúa como un catalizador para la transmutación alquímica interna.

La contemplación de los opuestos y la integración de las dualidades es una práctica avanzada que implica la unificación de fuerzas aparentemente opuestas. Al meditar en Chesed y Gevurah, el practicante busca encontrar el punto de equilibrio en Tiferet, donde las dualidades se integran en una unidad armónica. Esta práctica de integración es esencial para alcanzar los niveles superiores del trabajo alquímico.

Estas técnicas proporcionan un camino para llevar a cabo la "Gran Obra" de la transformación interna, utilizando el Árbol de la Vida como un mapa espiritual.

En la alquimia cabalística, la transmutación de las energías negativas en positivas es un proceso central que permite al practicante liberar bloqueos energéticos y transformar la oscuridad en luz. Las prácticas de transmutación están diseñadas para limpiar el campo energético, purificar la mente y las emociones, y elevar la conciencia hacia un estado de mayor vibración.

Una práctica común es la visualización de la Llama Violeta, que simboliza la transmutación espiritual. El practicante imagina una llama de color violeta que arde intensamente en el área donde se percibe la negatividad o el bloqueo. Esta llama tiene la capacidad de consumir las energías densas y purificarlas, transformando la oscuridad en luz y elevando la vibración del cuerpo y del espíritu. La Llama Violeta es especialmente efectiva para liberar emociones negativas o patrones de pensamiento limitantes.

Otra técnica es el uso de la meditación en los Nombres de Dios para invocar la energía divina necesaria para la transmutación. Recitar el Nombre Sagrado asociado con la Sephirah que necesita equilibrio ayuda a invocar la fuerza transformadora de la luz divina. Por ejemplo, si uno siente temor o inseguridad, se puede meditar en Yesod y recitar el nombre "Shaddai El Chai", visualizando una luz brillante que purifica el miedo y lo transforma en confianza y estabilidad.

La respiración consciente es otra herramienta poderosa para la transmutación. El practicante puede inhalar profundamente, imaginando que la luz pura entra en el cuerpo y llena cada célula, y luego exhalar, visualizando cómo cualquier energía negativa o impureza es expulsada y disuelta en la luz. Esta práctica puede realizarse junto con la meditación en los colores de las Sephiroth, permitiendo una purificación específica en los diferentes niveles del ser.

El uso de amuletos alquímicos, grabados con símbolos sagrados o letras hebreas, puede ayudar a mantener el proceso de transmutación activo en la vida cotidiana. Estos amuletos actúan como catalizadores de la transformación, reforzando el trabajo espiritual y ayudando a mantener el campo energético en un estado de equilibrio.

Estas prácticas de transmutación permiten al practicante elevarse por encima de las limitaciones de la materia y convertir los desafíos en oportunidades para el crecimiento espiritual.

En este capítulo, hemos explorado la alquimia cabalística como un camino para la transformación interna y la transmutación espiritual. Hemos visto cómo el proceso alquímico se relaciona con los Sephiroth del Árbol de la Vida y cómo se pueden emplear prácticas específicas para llevar a cabo la "Gran Obra" de la purificación y elevación del alma.

El trabajo de la alquimia cabalística no es un evento puntual, sino un proceso continuo de refinamiento y evolución. El uso de meditaciones, respiración consciente, visualización de la Llama Violeta y recitación de Nombres Sagrados permite al practicante mantener el flujo constante de la transmutación, transformando las energías negativas en positivas y avanzando hacia un estado de equilibrio y luz.

Para integrar la alquimia cabalística en la vida diaria, se recomienda:

Establecer una práctica regular de meditación alquímica, trabajando con el Árbol de la Vida y las energías de las Sephiroth.

Utilizar amuletos y símbolos alquímicos para reforzar la protección y el proceso de transmutación.,

Practicar la autoobservación y la respiración consciente para detectar y transformar cualquier energía densa o negativa.

La alquimia cabalística es un camino profundo hacia la autocomprensión y la realización espiritual, ofreciendo al practicante las herramientas necesarias para transformar su vida desde adentro. En el próximo capítulo, abordaremos el estudio del Zohar, uno de los textos más importantes de la Cabalá, explorando su significado e implicaciones para la práctica espiritual.

Capítulo 15
El Zohar

El Zohar, también conocido como el "Libro del Esplendor", es uno de los textos más importantes y profundos de la tradición cabalística. Se considera la obra fundamental del misticismo judío, ofreciendo una interpretación esotérica de la Torá y revelando los secretos más ocultos de la creación, el alma y la relación del ser humano con lo divino. Atribuido tradicionalmente a Rabí Shimon bar Yojai, un sabio del siglo II, el Zohar fue redactado en un lenguaje arameo poético y alegórico, lleno de simbolismo místico.

El Zohar no es un solo libro, sino una colección de escritos que incluyen comentarios sobre la Torá, tratados sobre temas místicos y descripciones de las dimensiones espirituales de la realidad. Su propósito es proporcionar una guía para aquellos que buscan una comprensión más profunda de la existencia y que desean experimentar una conexión directa con la divinidad. A través de sus enseñanzas, el Zohar revela los niveles ocultos de la realidad, describiendo cómo las fuerzas espirituales interactúan para influir en el mundo material.

La importancia del Zohar radica en su capacidad para transmitir la sabiduría secreta de la Cabalá. No es simplemente un texto para ser estudiado, sino una herramienta de meditación y contemplación que permite al lector acceder a niveles más profundos de conciencia. A través de la lectura y el estudio del Zohar, se dice que las chispas de santidad se elevan y se purifican, lo que contribuye al proceso de Tikkun Olam (reparación del mundo).

A lo largo de los siglos, el Zohar ha sido estudiado por cabalistas y místicos en busca de respuestas a las preguntas más profundas de la existencia. Sin embargo, su estudio no es fácil ni accesible para todos, ya que se considera que el Zohar solo puede ser comprendido plenamente por aquellos que han alcanzado un cierto nivel de preparación espiritual. El estudio del Zohar es visto como un viaje transformador, que requiere dedicación, pureza de intención y una búsqueda sincera de la verdad.

Estudiar el Zohar no es un ejercicio intelectual común, sino una práctica espiritual que implica una inmersión profunda en sus enseñanzas místicas. El Zohar está escrito en un lenguaje simbólico y alegórico, por lo que no debe ser interpretado literalmente; en cambio, el lector debe buscar comprender el significado esotérico oculto detrás de las palabras. La clave para estudiar el Zohar es tener una intención (kavaná) pura y un corazón abierto, dispuesto a recibir la sabiduría divina.

El primer paso para estudiar el Zohar es elegir una sección específica del texto. Dado que el Zohar es un comentario sobre la Torá, se puede comenzar con un pasaje relacionado con la porción semanal (Parashá) de la Torá. Esto facilita la conexión entre el texto sagrado y la vida diaria, ya que la Torá y el Zohar son vistas como guías espirituales interconectadas.

El estudio del Zohar se realiza mejor en estado meditativo. Antes de comenzar la lectura, es útil realizar una breve meditación o recitación de un Nombre de Dios, como "Yud Hei Vav Hei", para abrir el corazón y la mente a la luz divina. Durante la lectura, es importante reflexionar sobre el significado simbólico de los términos y las imágenes que aparecen, buscando comprender cómo estas enseñanzas se relacionan con el Árbol de la Vida y las Sephiroth.

Una práctica común en el estudio del Zohar es la lectura en voz alta. Se cree que el sonido de las palabras en arameo tiene un efecto espiritual, ya que el lenguaje del Zohar es considerado sagrado. Leer en voz alta, aunque no se entienda completamente el significado literal, permite al lector sintonizarse con las vibraciones espirituales del texto y atraer la luz oculta que se encuentra en sus palabras.

Es crucial también realizar pausas para la contemplación. Después de leer una sección, se debe reflexionar sobre cómo el pasaje se relaciona con la propia vida y con el proceso de transformación espiritual. Este enfoque contemplativo permite que las enseñanzas del Zohar penetren en la conciencia y activen cambios internos.

El Zohar está lleno de pasajes que revelan profundos secretos esotéricos, utilizando un lenguaje simbólico que requiere interpretación para desentrañar su significado oculto. A través del análisis de algunos de estos pasajes, podemos comprender mejor cómo el Zohar aborda los misterios de la creación, la naturaleza del alma y la relación del ser humano con lo divino.

Un ejemplo clave es el concepto de "Or Ein Sof", la Luz Infinita, que aparece en varios pasajes del Zohar.

Esta luz es descrita como la esencia primordial de la divinidad, la cual emana y llena toda la creación. El Zohar enseña que la Luz Infinita es tanto trascendente como inmanente, lo que significa que es infinitamente lejana y, al mismo tiempo, presente en todas las cosas. Este concepto es esencial para comprender la unidad de la creación y cómo todas las manifestaciones de la realidad están conectadas con la fuente divina.

Otro pasaje significativo es la descripción de Adam Kadmon, el "Hombre Primordial". En el Zohar, Adam Kadmon es el prototipo espiritual del ser humano y representa la imagen divina original en la que se creó la humanidad. Es una metáfora del Árbol de la Vida y la disposición de las Sephiroth, indicando que el ser humano tiene el potencial para reflejar las cualidades divinas cuando logra alcanzar un estado de equilibrio y perfección. Estudiar este pasaje ayuda a comprender la naturaleza sagrada del ser humano y el propósito del Tikkun para restaurar la imagen divina en cada individuo.

Un tercer pasaje importante aborda la relación entre el alma y las letras hebreas. El Zohar enseña que el alfabeto hebreo es el vehículo a través del cual Dios creó el universo, y cada letra contiene una energía espiritual única. Por ejemplo, la letra Alef representa la unidad y la conexión con la fuente divina, mientras que la letra Bet simboliza la creación y la dualidad. Reflexionar sobre estos pasajes del Zohar permite al practicante profundizar en el uso de las letras hebreas como herramientas para la meditación y la transformación espiritual.

Estos ejemplos muestran cómo el Zohar puede ser interpretado para revelar los secretos del universo y guiar al practicante en su camino hacia la iluminación y la unificación con lo divino.

Aplicar las enseñanzas del Zohar en la práctica espiritual implica integrar sus conceptos y meditaciones en la vida diaria para alcanzar un mayor crecimiento espiritual y un sentido de conexión con lo divino. Estas técnicas permiten al practicante no solo comprender el Zohar, sino vivir sus enseñanzas, transformando la conciencia y elevando el nivel espiritual.

Una técnica central es la meditación en la Luz Infinita (Or Ein Sof). El practicante visualiza una luz brillante e ilimitada que emana de lo alto, llenando el cuerpo y el entorno con su resplandor. Durante la meditación, se enfoca en el sentimiento de unidad con esa luz, permitiendo que todas las barreras entre el yo individual y lo divino se disuelvan. Esta práctica ayuda a experimentar la presencia divina en todo momento, promoviendo una conciencia de unidad con la creación.

Otra técnica efectiva es la meditación en los nombres y las letras hebreas mencionados en el Zohar. Al seleccionar una letra o un Nombre de Dios, el practicante se sumerge en su significado esotérico y visualiza la forma de la letra o recita el nombre en voz alta. Esta práctica no solo ayuda a activar las energías espirituales de las letras, sino que también permite al practicante canalizar las fuerzas divinas para el crecimiento personal y la sanación del alma.

El uso de visualizaciones basadas en el Árbol de la Vida es otra forma de aplicar las enseñanzas del

Zohar. En este enfoque, se medita en el flujo de energía a través de las Sephiroth, comenzando en Kether y descendiendo hasta Malkuth, o viceversa, dependiendo del propósito de la práctica. Esta técnica ayuda a armonizar las fuerzas espirituales y a equilibrar los aspectos del ser en cada nivel del Árbol de la Vida.

Además, el estudio contemplativo del Zohar, en el que se reflexiona sobre un pasaje específico, permite al practicante integrar las enseñanzas en la vida diaria. La práctica implica leer en voz alta un fragmento del Zohar, meditar en su significado y buscar maneras de aplicarlo en situaciones cotidianas. Esta técnica conecta la sabiduría esotérica con la realidad práctica, permitiendo que el conocimiento místico influya en las acciones y decisiones diarias.

Estas técnicas ayudan a vivenciar las enseñanzas del Zohar de manera activa, transformando la práctica espiritual en un proceso de revelación y autodescubrimiento continuo.

En este capítulo, hemos explorado el Zohar como el texto central de la mística cabalística, entendiendo su importancia e historia, así como su enfoque en los secretos ocultos de la creación. El Zohar es más que un libro; es una guía espiritual para aquellos que buscan profundizar en el conocimiento esotérico y transformar su vida mediante la sabiduría divina.

Hemos discutido cómo estudiar el Zohar, interpretando sus pasajes para revelar significados esotéricos y utilizando sus enseñanzas para la meditación y la práctica espiritual. Técnicas como la meditación en la Luz Infinita, el trabajo con las letras hebreas y la visualización en el Árbol de la Vida permiten integrar las enseñanzas del Zohar en la vida diaria.

Para continuar con el estudio del Zohar, se recomienda:

Establecer un horario regular de estudio y meditación, dedicando tiempo a leer y reflexionar sobre los pasajes del texto.

Involucrarse en grupos de estudio o comunidades donde se estudie el Zohar, ya que el intercambio de ideas puede enriquecer la comprensión.

Aplicar las enseñanzas en la vida cotidiana, buscando formas de poner en práctica los conceptos estudiados para experimentar su impacto directo en la vida espiritual.

El Zohar ofrece un camino hacia la iluminación y la conexión profunda con lo divino. En el próximo capítulo, exploraremos el concepto de Magia Cabalística, entendiendo el uso del poder espiritual para la transformación personal y el impacto en el mundo.

Capítulo 16
Magia Cabalística

La magia cabalística es el uso consciente del poder espiritual y de las energías divinas para influenciar y transformar la realidad. En la tradición cabalística, la magia no es vista como un acto sobrenatural, sino como un proceso que sigue las leyes espirituales del universo. La práctica se fundamenta en la idea de que el ser humano, al estar hecho a imagen divina, posee el potencial para canalizar y dirigir la energía espiritual hacia un propósito específico. La magia cabalística se convierte, así, en una forma de co-creación con lo divino, donde se busca alinear la voluntad humana con la voluntad superior.

En la Cabalá, la magia tiene como objetivo no solo cambiar el mundo externo, sino también transformar al practicante desde adentro. El verdadero poder mágico proviene de la pureza de intención (kavaná) y de la conexión con las fuentes espirituales representadas por los Sephiroth y los Nombres de Dios. Al invocar estas energías sagradas, el practicante trabaja para manifestar su intención de manera que esté en armonía con el orden cósmico.

Un principio central en la magia cabalística es el uso de los Nombres Divinos y de las letras hebreas, que son considerados portadores de poder espiritual. Cada letra y cada Nombre de Dios contiene una vibración particular que puede ser activada para manifestar curación, protección, sabiduría o cualquier otro propósito espiritual. La recitación, visualización y meditación en estos nombres permite al practicante dirigir las fuerzas espirituales hacia sus objetivos.

Otra práctica fundamental en la magia cabalística es la creación de talismanes y amuletos. Estos objetos son imbuidos con energías específicas mediante la escritura de letras hebreas, símbolos sagrados y Nombres Divinos, y se utilizan para proteger, curar o atraer influencias positivas. La confección de talismanes requiere un conocimiento profundo de la correspondencia entre las Sephiroth, los planetas y las letras hebreas, ya que cada elemento se elige con base en su afinidad con el propósito mágico.

La práctica de la magia cabalística se basa en principios fundamentales que guían el uso del poder espiritual de forma segura y efectiva. Estos principios son esenciales para canalizar la energía divina y alinear la voluntad humana con el propósito espiritual superior.

El primer principio es la kavaná, o pureza de intención. En la magia cabalística, la intención debe ser clara, pura y alineada con las leyes divinas. Antes de realizar cualquier acto mágico, el practicante debe reflexionar sobre el propósito de su acción, asegurándose de que su intención es justa y en armonía con el bien mayor. La kavaná es lo que conecta al practicante con las energías superiores, actuando como un puente entre el mundo material y el espiritual.

El segundo principio es el uso consciente de los Nombres de Dios. Los Nombres Divinos son las llaves para abrir puertas espirituales, y cada uno tiene un propósito específico. Por ejemplo, el nombre "Elohim" está relacionado con la creación y el juicio, mientras que

"Adonai" se asocia con la soberanía y la protección. La recitación de los Nombres de Dios debe hacerse con respeto y devoción, visualizando la energía del Nombre fluyendo hacia el propósito deseado.

El tercer principio es la correspondencia entre los Sephiroth y los elementos mágicos. Cada Sephirah tiene cualidades específicas y está asociada con colores, planetas, metales y otros elementos que pueden ser utilizados en la práctica mágica. Por ejemplo, Gevurah, que representa la fuerza y el juicio, se asocia con el color rojo, el metal hierro y el planeta Marte. Al trabajar con la energía de Gevurah, el practicante puede utilizar estos elementos para fortalecer la intención mágica.

El cuarto principio es la creación de espacios sagrados. Antes de realizar un acto mágico, se debe consagrar el espacio donde se llevará a cabo la práctica, asegurándose de que esté libre de energías negativas o distracciones. Esto puede lograrse mediante la recitación de oraciones o la visualización de la Luz Divina purificando el lugar. La creación de un espacio sagrado ayuda a canalizar las fuerzas espirituales de manera más efectiva y protege al practicante de influencias indeseadas.

Estos principios proporcionan una base sólida para la práctica de la magia cabalística, permitiendo al practicante trabajar con las fuerzas sagradas de forma consciente y alineada con lo divino.

La creación de talismanes y encantamientos es una práctica fundamental en la magia cabalística, ya que permite al practicante imbuir objetos físicos con energía espiritual para alcanzar un propósito específico.

Utilizando los Sephiroth como guía, los talismanes se confeccionan para canalizar las energías sagradas y manifestarlas en el mundo material. A continuación, se presentan algunas técnicas para trabajar con talismanes y encantamientos.

Seleccionar el propósito del talismán: El primer paso es determinar el propósito específico para el cual se va a crear el talismán. Cada Sephirah tiene cualidades particulares que pueden ser invocadas para diferentes objetivos. Por ejemplo, si se desea atraer sabiduría y comprensión, se puede trabajar con la energía de Binah. Si el propósito es protección, se puede usar la energía de Gevurah.

Escoger los materiales adecuados: Una vez determinado el propósito, se seleccionan los materiales que corresponden a la Sephirah elegida. Cada Sephirah tiene asociaciones con colores, metales, piedras preciosas y símbolos específicos. Por ejemplo, Chesed se asocia con el color azul y el metal estaño, por lo que se pueden utilizar estos elementos en la creación del talismán para fortalecer la conexión con la energía de Chesed.

Inscripción de símbolos sagrados: En el talismán, se inscriben letras hebreas, Nombres de Dios y símbolos cabalísticos relacionados con la Sephirah correspondiente. La inscripción de las letras hebreas es particularmente poderosa, ya que cada letra tiene una energía vibratoria que puede activar el poder del talismán. Por ejemplo, la letra Alef puede ser utilizada para simbolizar la unidad divina y conectar con la Luz Infinita (Or Ein Sof).

Consagración y activación del talismán: Una vez que el talismán está confeccionado, se debe consagrar mediante una ceremonia en la que se recitan Nombres Sagrados y oraciones específicas, visualizando cómo la energía divina fluye hacia el talismán y lo llena de poder espiritual. Es importante que el practicante mantenga una kavaná clara y enfocada durante el proceso, alineando su voluntad con el propósito del talismán.

Uso de encantamientos para potenciar el efecto: Los encantamientos son recitaciones de palabras sagradas o fórmulas mágicas que se pronuncian para activar el poder del talismán. Los encantamientos pueden incluir la recitación de Salmos, Nombres de Dios o frases en arameo extraídas del Zohar. La recitación debe hacerse con intención, visualizando la manifestación del propósito mágico.

Estas técnicas permiten crear talismanes poderosos que canalizan las energías de los Sephiroth y fortalecen la intención mágica.

Dirigir intenciones y manifestaciones es un aspecto clave de la magia cabalística, en el que el practicante trabaja para alinear su voluntad con la energía divina y canalizarla hacia la realización de un objetivo. La práctica efectiva implica no solo establecer una intención clara, sino también utilizar técnicas específicas para activar y mantener el flujo de energía.

Una de las prácticas más comunes es la visualización de la intención ya realizada. En este ejercicio, el practicante se imagina a sí mismo en una situación en la que la intención ya se ha manifestado. Se visualiza con todos los detalles posibles, sintiendo las emociones y experimentando la realidad de la manifestación. La visualización permite crear un "molde energético" en el plano espiritual, que luego se manifiesta en el mundo físico.

Otra técnica es el uso de meditaciones guiadas en el Árbol de la Vida. Al meditar en la Sephirah correspondiente al propósito de la manifestación, el practicante activa las energías necesarias para llevar a cabo la intención. Por ejemplo, si el objetivo es aumentar la prosperidad, se puede meditar en Chesed, visualizando una luz azul brillante que simboliza la abundancia divina fluyendo hacia el practicante.

El uso de oraciones cabalísticas y Nombres Sagrados es también una práctica poderosa para dirigir la intención. La recitación de un Nombre de Dios asociado con la intención deseada puede ayudar a canalizar la energía necesaria para la manifestación. Por ejemplo, el nombre "El Shaddai", que se asocia con Yesod, se utiliza para atraer la abundancia y el equilibrio. La recitación debe hacerse con devoción y con una kavaná enfocada.

La práctica de rituales con elementos simbólicos, como el uso de velas, inciensos y piedras que correspondan con las energías de los Sephiroth, puede ayudar a anclar la energía en el mundo material. Encender una vela del color asociado con la Sephirah en cuestión y visualizar la luz irradiando hacia la manifestación del objetivo es una forma efectiva de potenciar la intención.

Estas prácticas para dirigir intenciones y manifestaciones permiten al practicante trabajar de manera consciente con las fuerzas espirituales, llevando sus objetivos del plano espiritual al plano material.

En este capítulo, hemos explorado la magia cabalística como un medio para canalizar el poder espiritual y transformar la realidad. La magia cabalística no solo busca influir en el mundo exterior, sino también en el crecimiento interno del practicante, alineando la voluntad con las fuerzas divinas.

Hemos discutido los principios básicos de la práctica mágica, técnicas para crear talismanes y encantamientos, y prácticas para dirigir intenciones y manifestaciones. La kavaná (pureza de intención), el uso consciente de los Nombres de Dios y la creación de espacios sagrados son esenciales para practicar la magia de manera efectiva y segura.

Para un uso responsable de la magia cabalística, se recomienda:

Mantener una intención clara y alineada con el bien mayor, asegurándose de que las acciones mágicas no perjudiquen a otros.

Establecer una práctica regular de purificación y protección, utilizando meditaciones y rituales para mantener el equilibrio energético.

Respetar la naturaleza sagrada de los Nombres de Dios y los símbolos cabalísticos, utilizándolos con devoción y reverencia.

La magia cabalística es un camino poderoso para el autodescubrimiento y la co-creación con lo divino. En el próximo capítulo, exploraremos el concepto del Yo Superior en la Cabalá, entendiendo su conexión con lo divino y cómo fortalecer esta relación para alcanzar una mayor iluminación espiritual.

Capítulo 17
El Yo Superior

El Yo Superior es un concepto fundamental en la Cabalá, que representa la parte más elevada del ser humano, conectada directamente con lo divino. En la tradición cabalística, se entiende que cada persona posee diferentes niveles de alma, y el Yo Superior es la esencia espiritual más pura y elevada, conocida como Neshamá. Es la parte del alma que permanece en constante unión con la Luz Divina, incluso cuando la persona está inmersa en las experiencias cotidianas de la vida material.

El Yo Superior actúa como un guía interno, proporcionando sabiduría, intuición y una visión más elevada de la realidad. En la Cabalá, se cree que el Yo Superior reside en los niveles superiores del Árbol de la Vida, relacionados con las Sephiroth más elevadas, como Kether, Chokmah y Binah, que representan la unidad, la sabiduría y la comprensión. Estas esferas espirituales son la fuente de la inspiración y el conocimiento que fluyen hacia el ser humano cuando se sintoniza con su Yo Superior.

Para los cabalistas, la conexión con el Yo Superior es esencial para alcanzar un estado de armonía espiritual y autorreconocimiento. Esta conexión permite que la persona trascienda las limitaciones del ego y se acerque a la verdadera esencia de su ser, que es una expresión de la divinidad en la creación. La práctica espiritual cabalística proporciona herramientas para fortalecer esta relación, tales como la meditación, la oración y la contemplación de los Nombres Sagrados.

El objetivo del trabajo espiritual en la Cabalá es elevar la conciencia del nivel del Yo Inferior (Nefesh), que está relacionado con los deseos y las necesidades básicas, hacia el nivel del Yo Superior. Este proceso de ascenso permite a la persona experimentar una vida más plena y significativa, en la que el propósito y la realización espiritual se convierten en la guía principal para sus acciones y decisiones.

Desarrollar una comunicación profunda con el Yo Superior es un proceso que implica purificación interior, apertura espiritual y la práctica de técnicas específicas que permiten sintonizarse con las frecuencias más elevadas del ser. La meditación cabalística, la visualización y la recitación de Nombres Sagrados son algunas de las herramientas utilizadas para fortalecer esta conexión.

Un primer paso para establecer una comunicación más profunda con el Yo Superior es limpiar la mente y el corazón de distracciones y negatividad. La práctica de la autoobservación y la meditación diaria ayuda a despejar la mente de pensamientos caóticos y a armonizar las emociones. La meditación en la Luz Divina o en una Sephirah específica, como Tiferet, que representa la belleza y la armonía, es útil para lograr un estado de equilibrio interior.

Otra técnica importante es la recitación de los Nombres de Dios. El uso de nombres sagrados como "Ehyeh Asher Ehyeh" (Yo Soy el que Soy), asociado con Kether, ayuda a activar la energía del Yo Superior.

Durante la recitación, se puede visualizar una luz blanca brillante descendiendo desde lo alto y llenando todo el cuerpo, conectando al practicante con su aspecto más elevado. Esta práctica facilita la recepción de mensajes y la orientación del Yo Superior.

El uso de preguntas introspectivas durante la meditación también es una técnica efectiva. Mientras se medita, se puede formular una pregunta al Yo Superior, como: "¿Cuál es mi propósito en esta situación?" o "¿Cómo puedo avanzar en mi camino espiritual?". Luego, el practicante permanece en un estado de receptividad, permitiendo que surjan respuestas intuitivas o visiones en la mente. Estas respuestas no siempre son inmediatas, pero se manifiestan en forma de inspiraciones, sueños o sincronicidades.

Es útil llevar un diario espiritual, donde se registren las experiencias y percepciones relacionadas con el Yo Superior. Anotar los mensajes recibidos, las meditaciones realizadas y los eventos significativos ayuda a identificar patrones y a profundizar la comprensión de la guía interna.

Estas prácticas permiten fortalecer la comunicación con el Yo Superior y establecer una relación consciente y continua con esta parte elevada del ser.

Las Sephiroth del Árbol de la Vida representan diferentes niveles de la conciencia divina y ofrecen un camino para fortalecer la conexión con el Yo Superior. Al meditar en las Sephiroth, el practicante puede activar aspectos específicos del Yo Superior y canalizar las cualidades divinas hacia su vida cotidiana. A continuación, se presentan algunas prácticas para fortalecer esta conexión utilizando las energías de las Sephiroth.

Meditación en Kether: Kether es la Sephirah más elevada, representando la unidad divina y la fuente de toda la creación. Al meditar en Kether, el practicante puede visualizar una luz blanca brillante sobre la cabeza, sintiendo que esta luz fluye hacia el cuerpo y lo llena de sabiduría y claridad. Esta práctica ayuda a trascender la conciencia ordinaria y a conectarse con el Yo Superior en su forma más pura.

Trabajo con Tiferet: Tiferet es la esfera del equilibrio y la belleza en el centro del Árbol de la Vida. Meditar en Tiferet permite armonizar los aspectos de la voluntad divina (Kether) y el amor compasivo (Chesed) con el juicio justo (Gevurah). Al practicar la meditación en Tiferet, se puede visualizar una luz dorada en el área del corazón, irradiando hacia todas las direcciones y fortaleciendo la conexión con el Yo Superior a través del amor y la compasión.

Activación de la energía de Binah: Binah, que representa la comprensión y la intuición, es una Sephirah clave para desarrollar una comunicación profunda con el Yo Superior. Durante la meditación, se puede imaginar la forma de una vasija que recibe la luz divina, simbolizando la capacidad de comprender los mensajes del Yo Superior. La recitación del nombre "YHVH Elohim" puede ser utilizada para activar la energía de Binah y mejorar la receptividad espiritual.

Conexión con Yesod: Yesod es la Sephirah que actúa como un canal entre los mundos superiores y el mundo material. Al meditar en Yesod, el practicante puede visualizar una luz púrpura o plateada en la base de la columna vertebral, sintiendo cómo esta luz sube y conecta con el Yo Superior, ayudando a materializar las percepciones espirituales en la vida diaria.

Estas prácticas permiten utilizar el Árbol de la Vida como un mapa para conectar con el Yo Superior y activar sus cualidades en diferentes aspectos de la vida.

La alineación de la voluntad personal con la voluntad divina es un aspecto central en la conexión con el Yo Superior. Cuando el individuo logra armonizar sus deseos y acciones con el propósito divino, experimenta una vida de mayor fluidez y significado. Las siguientes meditaciones ayudan a lograr esta alineación, permitiendo que el practicante actúe en sintonía con su Yo Superior.

Meditación en la Luz Divina: El practicante visualiza una luz blanca brillante descendiendo desde lo alto y llenando su cuerpo con energía pura. Mientras respira profundamente, se concentra en la intención de alinear su voluntad personal con la voluntad divina, permitiendo que cualquier obstáculo o resistencia se disuelva en la luz. La repetición del nombre "Ehyeh" durante la meditación fortalece esta intención.

Meditación en la palabra "Ein Sof": Esta práctica implica contemplar el concepto de "Ein Sof" o Infinito Divino, reconociendo que la voluntad divina es ilimitada y está presente en todas las cosas. Durante la meditación, el practicante se visualiza como una chispa de la Luz Infinita, sintiendo cómo su voluntad individual se funde con la voluntad universal. Esta práctica es especialmente efectiva para trascender el ego y sintonizar con el propósito divino.

Afirmaciones de alineación espiritual: Al utilizar afirmaciones durante la meditación, como "Mi voluntad es una con la Voluntad Divina" o "Yo actúo en sintonía con mi Yo Superior", el practicante puede reforzar su intención de alinear sus acciones con el propósito espiritual. La repetición de estas afirmaciones mientras se visualiza una luz dorada en el área del corazón ayuda a anclar la alineación en el nivel emocional y mental.

Práctica del silencio interior: Pasar unos minutos en silencio completo, sin pensamientos ni distracciones, permite que el practicante se sintonice profundamente con su Yo Superior. En este estado de quietud, la voluntad divina se revela con mayor claridad, guiando al practicante hacia el camino correcto. Esta práctica es útil para tomar decisiones importantes o enfrentar situaciones difíciles, buscando siempre actuar de acuerdo con la voluntad divina.

Estas meditaciones ayudan a fortalecer la alineación con la voluntad divina, permitiendo al practicante experimentar una vida de armonía y realización espiritual.

En este capítulo, se ha abordado el concepto del Yo Superior en la Cabalá, entendiendo su importancia como la parte más elevada del ser que permanece en constante conexión con lo divino. Hemos explorado técnicas para desarrollar una comunicación más profunda con el Yo Superior, prácticas para fortalecer la conexión a través de las Sephiroth y meditaciones para alinear la voluntad personal con la voluntad divina.

Para continuar el trabajo con el Yo Superior, se recomienda:

Establecer una práctica diaria de meditación, utilizando las técnicas presentadas para reforzar la conexión con el Yo Superior.

Llevar un diario espiritual para registrar las experiencias y percepciones relacionadas con la guía interna.

Participar en prácticas de purificación y armonización energética, como el uso de la Luz Divina y los Nombres Sagrados para limpiar el campo energético y facilitar la comunicación con el Yo Superior.

El trabajo con el Yo Superior es un camino continuo hacia la realización espiritual y la unión con lo divino. En el próximo capítulo, se explorará el poder de los Nombres de Dios en la Cabalá, proporcionando técnicas para su meditación e invocación en la práctica espiritual.

Capítulo 18
Los Nombres de Dios

En la Cabalá, los Nombres de Dios son considerados expresiones del poder divino y canales a través de los cuales se manifiesta la energía espiritual. Cada Nombre representa un aspecto específico de la divinidad y tiene la capacidad de conectar al practicante con diferentes cualidades divinas, como la misericordia, el juicio, la sabiduría o la protección. Estos Nombres no son meras palabras, sino vibraciones sagradas que, al ser recitadas o contempladas, pueden activar fuerzas espirituales para la transformación interior y la manifestación de deseos.

En la tradición cabalística, los Nombres Sagrados son utilizados para la meditación, la invocación y la protección espiritual. Algunos de los Nombres más comunes incluyen YHVH (Tetragrámaton), que simboliza la existencia eterna de Dios, y Ehyeh Asher Ehyeh (Yo Soy el que Soy), asociado con la unidad y el principio absoluto. Cada uno de estos Nombres tiene su propia energía y función, y la manera en que se usan puede influir profundamente en la vida espiritual del practicante.

Además de los Nombres individuales, en la Cabalá se hace uso de combinaciones especiales de letras y fórmulas sagradas, como el Nombre de 72 letras o Shem HaMephorash, que es un conjunto de 72 Nombres derivados de un pasaje de la Torá. Estos nombres se consideran especialmente poderosos para meditar, invocar protección divina y realizar actos mágicos.

La práctica con los Nombres de Dios no solo implica su recitación o visualización, sino también una preparación interior. El practicante debe entrar en un estado de pureza y concentración antes de trabajar con los Nombres, ya que estos son canales sagrados que requieren una intención clara (kavaná) y un corazón abierto. La meditación cabalística proporciona un marco adecuado para el uso de los Nombres, permitiendo al practicante conectar con su poder de manera profunda y consciente.

Cada Nombre de Dios en la Cabalá tiene un significado específico y un propósito asociado. Estos Nombres pueden ser utilizados para canalizar diferentes cualidades divinas y activar aspectos específicos de la conciencia espiritual del practicante. A continuación, se presentan algunos de los Nombres más importantes, junto con su significado y aplicaciones prácticas.

YHVH (Tetragrámaton): Este es el Nombre más sagrado de Dios en la tradición cabalística, compuesto por las letras Yud-Heh-Vav-Heh. Representa la existencia eterna de Dios y la unión de todos los tiempos (pasado, presente y futuro). Se utiliza en la meditación para conectar con la Fuente Divina y experimentar la unidad de toda la creación. Cuando se medita en este Nombre, se puede visualizar una luz blanca radiante que envuelve al practicante, simbolizando la presencia de Dios en todas las cosas.

Ehyeh Asher Ehyeh (Yo Soy el que Soy): Este Nombre es usado para expresar la automanifestación de lo divino y el principio de la existencia absoluta. Es una expresión del poder de la voluntad divina, y se recita para fortalecer la confianza y la conexión con el Yo Superior. En la práctica, se puede visualizar una luz dorada brillando intensamente en la coronilla, permitiendo que la energía de la voluntad divina se manifieste en el ser.

El Shaddai (Dios Todopoderoso): Este Nombre se asocia con Yesod y simboliza el poder protector y la capacidad de manifestar la abundancia divina en el mundo físico. Es utilizado para pedir protección, estabilidad y bendiciones materiales. Durante la meditación, se puede visualizar una luz plateada o púrpura que rodea el cuerpo, formando un escudo protector que mantiene alejada cualquier influencia negativa.

Adonai (Señor): Adonai es el Nombre que se utiliza en la oración y se asocia con la soberanía y el control divino. Es común en los rituales y prácticas que buscan equilibrar la energía y restaurar el orden. Cuando se medita en Adonai, se puede imaginar una luz azul profunda envolviendo el cuerpo, simbolizando la paz y la estabilidad.

YHVH Tzevaot (Dios de los Ejércitos): Este Nombre se asocia con Netzach y representa el poder de la victoria y la fortaleza. Es utilizado para invocar fuerza en momentos de desafíos o para superar obstáculos. Durante la meditación, se puede visualizar una luz verde esmeralda que fluye hacia el practicante, proporcionando coraje y determinación.

El uso de estos Nombres en la meditación, recitación y visualización puede activar sus cualidades en el practicante y permitir una conexión más profunda con el poder espiritual de lo divino.

La meditación e invocación de los Nombres Sagrados en la Cabalá es una práctica poderosa para activar fuerzas espirituales, purificar la conciencia y canalizar la energía divina. Estas técnicas requieren concentración, devoción y una intención clara (kavaná) para ser efectivas. A continuación, se presentan algunas técnicas específicas para trabajar con los Nombres de Dios en la meditación cabalística.

Meditación en la forma escrita del Nombre: Una forma efectiva de trabajar con los Nombres Sagrados es visualizar su forma escrita en letras hebreas mientras se medita. Por ejemplo, al meditar en YHVH, el practicante puede imaginar las letras Yud-Heh-Vav-Heh brillando en la mente, envolviéndolo en una luz radiante. Esta práctica ayuda a internalizar la energía del Nombre y a conectar con su vibración espiritual.

Recitación rítmica de los Nombres: La recitación de los Nombres Sagrados en un ritmo constante puede ayudar a alterar el estado de conciencia y a sintonizar con la energía del Nombre. Por ejemplo, se puede repetir el Nombre "El Shaddai" en voz alta o en silencio, con una respiración profunda y rítmica. Durante la recitación, se visualiza cómo la energía del Nombre fluye hacia el cuerpo, llenando el practicante con su poder divino.

Combinación de Nombres y colores de las Sephiroth: Cada Nombre de Dios está asociado con una

Sephirah y un color específico. Al meditar en un Nombre, se puede visualizar el color correspondiente, amplificando el efecto de la práctica. Por ejemplo, al trabajar con Adonai y Malkuth, se puede imaginar una luz dorada o amarilla mientras se recita el Nombre. Esto ayuda a enraizar la energía espiritual en la realidad física.

Invocación en situaciones específicas: Los Nombres Sagrados pueden ser utilizados para invocar protección, sabiduría o fuerza en situaciones particulares. Antes de un evento importante, el practicante puede recitar el Nombre "Ehyeh Asher Ehyeh" para fortalecer su confianza y alinearse con la voluntad divina. Durante la recitación, se visualiza una luz dorada descendiendo desde lo alto y llenando el cuerpo, proporcionando claridad y poder.

Estas técnicas para la meditación e invocación de los Nombres Sagrados son herramientas poderosas para activar la conexión con la divinidad y canalizar su energía hacia el crecimiento personal y espiritual.

Los Nombres de Dios en la Cabalá también se utilizan para prácticas de curación espiritual y protección. Cuando se emplean con la intención correcta, pueden purificar el campo energético, disolver bloqueos y proteger contra influencias negativas. A continuación, se presentan algunas aplicaciones prácticas de los Nombres Sagrados en estos contextos.

Curación con el Nombre "Rapha-El": El Nombre del arcángel Rapha-El, que significa "Dios Sana", se utiliza en prácticas de curación para canalizar la energía sanadora. Durante la meditación, se puede recitar el

Nombre mientras se visualiza una luz verde fluyendo hacia la parte del cuerpo que necesita sanación. Esto ayuda a limpiar energías estancadas y a restaurar el equilibrio.

Uso de "El Shaddai" para la protección: El Nombre El Shaddai es particularmente poderoso para crear un escudo protector alrededor del practicante. La recitación repetida del Nombre, combinada con la visualización de una cúpula de luz plateada o púrpura que rodea el cuerpo, puede reforzar la protección contra influencias negativas o entidades indeseadas.

Purificación del ambiente con "Adonai": Para limpiar energéticamente un espacio, se puede recitar el Nombre Adonai, imaginando cómo la luz azul profunda inunda la habitación, disipando cualquier negatividad. Esta técnica es útil para preparar un lugar antes de la meditación o el estudio espiritual, creando un ambiente propicio para la conexión divina.

Combinación de Nombres para la sanación emocional: Para abordar cuestiones emocionales, se puede trabajar con una combinación de Nombres Sagrados. Por ejemplo, recitar "Ehyeh" y "El" mientras se visualiza una luz dorada y una luz blanca rodeando el cuerpo, ayuda a equilibrar las emociones y a aliviar el estrés o la ansiedad.

Estas aplicaciones prácticas permiten utilizar los Nombres de Dios no solo como herramientas de meditación, sino también como métodos efectivos para curar y proteger tanto al practicante como su entorno.

En este capítulo, hemos explorado el significado y poder de los Nombres de Dios en la Cabalá, entendiendo cómo se pueden utilizar para conectar con lo divino, meditar, invocar protección y canalizar energía sanadora. Cada Nombre tiene una vibración única que, al ser activada con la intención correcta (kavaná), puede transformar la vida espiritual del practicante.

Para un uso reverente y efectivo de los Nombres de Dios, se recomienda:

Mantener una intención clara y un corazón puro antes de trabajar con los Nombres.

Respetar la santidad de los Nombres Sagrados, usándolos con devoción y gratitud.

Combinar los Nombres con prácticas de visualización, recitación y meditación, para activar su poder de manera consciente.

El trabajo con los Nombres de Dios proporciona un camino profundo hacia la transformación espiritual y la conexión con la Luz Divina. En el próximo capítulo, exploraremos la relación entre la Cabalá y el Tarot, entendiendo cómo estas herramientas pueden complementarse para el autoconocimiento y el desarrollo espiritual.

Capítulo 19
Cabalá y Tarot

La Cábala y el Tarot son dos tradiciones esotéricas que se han interconectado a lo largo de la historia, ofreciendo un enfoque complementario para el autoconocimiento y el desarrollo espiritual. La relación entre ambas se centra en la conexión simbólica entre el Árbol de la Vida cabalístico y los 22 Arcanos Mayores del Tarot, que corresponden a los 22 senderos que conectan las 10 Sephiroth en el Árbol de la Vida.

El Árbol de la Vida es un mapa espiritual que describe la estructura del universo y los niveles de la conciencia, desde lo divino hasta lo material. Cada uno de los senderos del Árbol de la Vida está asociado con una letra hebrea, un Arcano Mayor del Tarot y una energía espiritual específica. Al combinar estos sistemas, se puede acceder a una comprensión más profunda de los misterios ocultos y trabajar en la integración de los diferentes aspectos del ser.

El Tarot proporciona un enfoque visual y simbólico para explorar las energías espirituales que se encuentran en el Árbol de la Vida. Cada carta de los Arcanos Mayores representa una lección, arquetipo o energía que se puede manifestar en el camino espiritual del individuo. Por ejemplo, la carta del Mago corresponde al sendero de Beth en el Árbol de la Vida, simbolizando la voluntad y el poder de manifestación.

La práctica cabalística con el Tarot no se limita a la adivinación, sino que se enfoca en utilizar las cartas como herramientas de meditación, contemplación y activación espiritual. Al trabajar con los Arcanos Mayores en combinación con el Árbol de la Vida, el practicante puede acceder a niveles más profundos de su conciencia y desarrollar una comprensión más holística de su camino espiritual.

En la Cabalá, los 22 senderos del Árbol de la Vida conectan las 10 Sephiroth y representan las transiciones o puentes espirituales que permiten al practicante elevar su conciencia. Cada sendero está asociado con una letra hebrea, un Arcano Mayor del Tarot y una cualidad espiritual específica. A continuación, se presentan algunas de las principales correspondencias entre los Arcanos Mayores y los senderos cabalísticos.

El Loco (Alef) – El sendero de Alef conecta Kether con Chokmah, representando el principio del viaje espiritual y la fuerza de lo infinito. El Loco simboliza la espontaneidad, la libertad y el potencial ilimitado, invitando al practicante a abrirse a nuevas posibilidades sin las restricciones del ego.

El Mago (Beth) – El sendero de Beth une Kether con Binah, reflejando la voluntad divina manifestada en la creación. El Mago representa el poder de transformar la realidad a través del conocimiento y la intención. Al meditar en este sendero, se activa la capacidad de manifestar intenciones en el mundo material.

La Sacerdotisa (Gimel) – El sendero de Gimel conecta Kether con Tiferet, simbolizando el camino de la sabiduría oculta que lleva a la iluminación. La Sacerdotisa representa la intuición, el conocimiento secreto y la conexión con lo divino, sirviendo como guía para descubrir la verdad interior.

El Emperador (Heh) – El sendero de Heh une Chokmah con Tiferet, expresando la autoridad divina y el poder de la organización. El Emperador representa la estructura, el orden y la disciplina necesaria para alcanzar el éxito en el plano espiritual y material.

La Fuerza (Teth) – El sendero de Teth conecta Chesed con Geburah, simbolizando el equilibrio entre misericordia y juicio. La Fuerza representa la valentía, la auto-superación y la capacidad de dominar las pasiones mediante el poder del amor y la compasión.

Estas correspondencias proporcionan un marco para el trabajo espiritual con el Tarot y el Árbol de la Vida, permitiendo al practicante utilizar las cartas para meditar en las energías espirituales y trabajar en el desarrollo de sus cualidades internas.

El Tarot, en combinación con la Cabalá, se convierte en una herramienta poderosa para el autoconocimiento y la transformación espiritual. Al utilizar las cartas de los Arcanos Mayores en el contexto del Árbol de la Vida, se pueden identificar patrones de energía y áreas específicas de la vida en las que se requiere crecimiento o equilibrio. A continuación, se presentan algunos métodos para trabajar con el Tarot de manera cabalística.

Meditación en los senderos del Árbol de la Vida: El practicante puede utilizar las cartas de los Arcanos Mayores para meditar en los senderos específicos del Árbol de la Vida. Por ejemplo, al meditar en la carta de El Mago, que corresponde al sendero de Beth, se puede enfocar en la manifestación consciente y la transformación de la realidad. Durante la meditación, se visualiza el flujo de energía entre las Sephiroth conectadas por el sendero.

Lecturas de Tarot basadas en las Sephiroth: En lugar de utilizar una tirada tradicional, se puede realizar una lectura de Tarot basada en las Sephiroth. Cada carta se coloca en una posición que representa una Sephirah específica, proporcionando una visión sobre cómo la energía de esa esfera se manifiesta en la vida del practicante. Esta técnica permite identificar dónde se necesita armonización o refuerzo espiritual.

Autoinvestigación a través de los Arcanos Mayores: El practicante puede seleccionar una carta de los Arcanos Mayores que resuene con un aspecto de su vida en el que busca crecimiento o sanación. Al estudiar el simbolismo de la carta y su correspondencia cabalística, se puede profundizar en la comprensión de los obstáculos y oportunidades presentes. Este enfoque se utiliza para integrar las lecciones del Tarot en el proceso de transformación personal.

Rituales de alineación energética con las cartas: Las cartas del Tarot se pueden utilizar en rituales para activar o equilibrar la energía de una Sephirah específica. Por ejemplo, colocar la carta de La Estrella (correspondiente al sendero de Tzadi) en un altar mientras se recita el Nombre Sagrado asociado con la Sephirah Netzach, puede ayudar a fortalecer la esperanza y la fe. Estas prácticas son útiles para trabajar en aspectos específicos del desarrollo espiritual.

Estas técnicas permiten usar el Tarot de manera cabalística para el autoconocimiento y el desarrollo espiritual, alineando la práctica con las enseñanzas del Árbol de la Vida.

La meditación cabalística con los Arcanos Mayores del Tarot y las Sephiroth es una práctica poderosa que permite al practicante sintonizar con las energías espirituales y transformar la conciencia. A continuación, se presentan algunas técnicas específicas para meditar utilizando los Arcanos Mayores en combinación con las Sephiroth del Árbol de la Vida.

Meditación visual con una carta específica: El practicante elige un Arcano Mayor que corresponda a un sendero del Árbol de la Vida y medita en la imagen de la carta. Por ejemplo, al trabajar con La Sacerdotisa (sendero de Gimel), se visualiza la imagen de la carta mientras se respira profundamente, permitiendo que la energía de la intuición y el conocimiento oculto fluya a través del cuerpo. Se puede utilizar una luz blanca o plateada para purificar y elevar la conciencia.

Meditación en las correspondencias entre la carta y la Sephirah: Cada Arcano Mayor tiene una conexión específica con una Sephirah y un sendero. Al meditar en la carta de El Emperador (sendero de Heh, que conecta Chokmah con Tiferet), se puede enfocar en la energía de la disciplina, la estructura y la sabiduría. El practicante visualiza la luz asociada con la Sephirah, sintiendo cómo esta energía se alinea con su propio ser.

Activación de la energía del Árbol de la Vida con el Tarot: Esta técnica implica utilizar los Arcanos Mayores para activar la energía de las Sephiroth. El practicante coloca las cartas en las posiciones correspondientes al Árbol de la Vida y visualiza cómo la luz divina fluye a través de cada sendero y Sephirah, activando las cualidades espirituales que cada uno representa. Este ejercicio ayuda a armonizar las fuerzas espirituales internas y a equilibrar la energía.

Uso de afirmaciones basadas en los Arcanos y las Sephiroth: Las afirmaciones son frases positivas que se recitan mientras se medita en una carta y una Sephirah. Por ejemplo, al trabajar con la carta de La Estrella y la Sephirah Netzach, el practicante puede recitar: "Abrazo la esperanza y la fe en cada paso que doy, y confío en el flujo divino". La afirmación se recita mientras se visualiza la luz correspondiente llenando el cuerpo.

Estas técnicas para la meditación con los Arcanos y las Sephiroth permiten un trabajo espiritual profundo, utilizando el Tarot como una herramienta para la conexión con la divinidad y la transformación interior.

En este capítulo, se ha explorado la relación entre la Cabalá y el Tarot, entendiendo cómo los 22 Arcanos Mayores y los senderos del Árbol de la Vida se interconectan para proporcionar una guía espiritual profunda. Hemos visto las correspondencias entre los Arcanos y los senderos, así como técnicas para utilizar el Tarot como herramienta cabalística de autoconocimiento, meditación y alineación energética.

Para integrar el Tarot y la Cabalá en prácticas diarias, se recomienda:

Meditar regularmente en los Arcanos y las Sephiroth, utilizando las técnicas presentadas para profundizar en el autoconocimiento y la conexión espiritual.

Realizar lecturas de Tarot enfocadas en el Árbol de la Vida, identificando áreas de crecimiento y equilibrio en la vida cotidiana.

Utilizar las cartas de los Arcanos Mayores como herramientas de visualización y activación energética, integrándolas en rituales y meditaciones cabalísticas.

El trabajo con el Tarot y la Cabalá proporciona un camino poderoso para el desarrollo espiritual y la expansión de la conciencia. En el próximo capítulo, se abordará el proceso de manifestación en la Cabalá, explorando cómo los Sephiroth guían la manifestación de los deseos y las técnicas para alinear la voluntad, la palabra y la acción en este proceso.

Capítulo 20
El Proceso de Manifestación

En la Cabalá, la manifestación se entiende como el proceso mediante el cual la energía divina se transforma en realidad física. El Árbol de la Vida proporciona un marco para entender cómo las ideas y deseos se materializan, desde las dimensiones más altas de la conciencia hasta el mundo físico. Las Sephiroth del Árbol de la Vida representan etapas específicas en este proceso, donde la energía se filtra y transforma, pasando de lo abstracto y espiritual a lo concreto y material.

El principio subyacente en la manifestación cabalística es que todo comienza en la mente y en el espíritu, en un estado potencial, antes de convertirse en una realidad tangible. El proceso se inicia en Kether, la Sephirah de la voluntad divina, que simboliza la chispa original de la creación. Desde allí, la energía desciende a través de las diferentes Sephiroth, cada una transformando y refinando la energía hasta llegar a Malkuth, la Sephirah que representa la realidad material.

La manifestación en la Cabalá no es solo un acto de crear cosas materiales, sino también de dar forma a la vida espiritual y alinear la realidad con el propósito divino. Esto implica trabajar en armonía con las leyes espirituales, comprendiendo que cada acción, palabra y pensamiento tiene un impacto en el proceso creativo. La voluntad, la palabra y la acción son los tres pilares fundamentales que deben estar en equilibrio para manifestar los deseos de manera efectiva y consciente.

El proceso de manifestación en la Cabalá se estructura a lo largo de las Sephiroth del Árbol de la Vida, cada una de las cuales desempeña un papel específico en la transformación de la energía desde la voluntad pura hasta la realidad física. Cada Sephirah representa una etapa en la conversión de lo potencial a lo real, donde la energía espiritual se filtra y se adapta para tomar forma. A continuación, se describe cómo cada una de las principales Sephiroth contribuye a este proceso.

Kether (La Voluntad Divina): El proceso de manifestación comienza en Kether, la fuente primordial. Aquí, la idea o deseo original surge en la voluntad divina, todavía en un estado abstracto y puro. La manifestación se inicia cuando el practicante se conecta con su Yo Superior para definir una intención clara y alineada con el propósito divino.

Chokmah (Sabiduría y Expansión): Desde Kether, la energía fluye hacia Chokmah, la Sephirah de la sabiduría. En esta etapa, la idea o intención comienza a expandirse y desarrollarse, tomando una forma inicial. Chokmah representa la inspiración y el impulso creativo necesario para que la intención se mueva hacia el plano de la manifestación.

Binah (Entendimiento y Estructura): Después de Chokmah, la energía se mueve hacia Binah, donde se estructura y delimita. Aquí, el deseo o intención se organiza en un plan concreto, estableciendo los límites y parámetros necesarios para que pueda tomar forma. Es la etapa en la que la visión se convierte en un plan claro y definido.

Tiferet (Belleza y Equilibrio): En Tiferet, la energía se alinea con el propósito más elevado del individuo, asegurando que la manifestación esté en armonía con la verdad interior y el equilibrio espiritual. Es el centro del Árbol de la Vida y actúa como un filtro para que la intención sea purificada y manifestada con una motivación justa.

Yesod (Fundación y Proyección): En Yesod, la manifestación se prepara para descender al mundo material. La energía es proyectada hacia la realidad física, donde comienza a tomar forma tangible. Yesod es el canal de conexión entre los mundos superiores y el mundo de la acción, y es aquí donde se deben superar los últimos bloqueos antes de que el deseo se haga realidad.

Malkuth (Manifestación y Realidad Física): La energía se materializa en Malkuth, la Sephirah que representa el mundo físico. Es el resultado final del proceso de manifestación, donde la intención se convierte en una realidad tangible. Malkuth es el lugar de la acción, donde se puede experimentar el fruto de la manifestación y reconocer el impacto de los pensamientos, palabras y acciones.

Estas etapas guían el proceso de manifestación, proporcionando un mapa espiritual para llevar los deseos y objetivos a la realidad material.

En la Cabalá, la manifestación efectiva requiere la alineación de pensamiento, palabra y acción. Estos tres elementos actúan como canales de la energía creativa, y su coherencia es fundamental para materializar los deseos de manera consciente. A continuación, se presentan algunas técnicas para lograr esta alineación y fortalecer el proceso de manifestación.

Claridad de intención: El primer paso es tener una intención clara y específica. Esto implica definir claramente lo que se desea manifestar, asegurándose de que esté en alineación con el propósito espiritual. Al meditar en la Sephirah de Kether, el practicante puede conectarse con la voluntad más elevada y refinar su intención para que esté en sintonía con el bien mayor.

Uso de afirmaciones positivas: Las afirmaciones son herramientas poderosas para reforzar el pensamiento positivo y alinear la mente con el objetivo de la manifestación. Se recomienda crear afirmaciones que expresen la intención de manera presente y activa, como si ya estuviera ocurriendo. Por ejemplo, para manifestar abundancia, se puede recitar: "Estoy rodeado de prosperidad y oportunidades en todos los aspectos de mi vida".

Visualización creativa: La visualización es una técnica para imprimir la intención en el plano espiritual. Al imaginar el deseo ya manifestado, el practicante puede visualizar cada detalle con claridad, incluyendo las emociones que experimentaría al ver el resultado realizado. Esto refuerza el poder del pensamiento y prepara la energía para la manifestación.

Recitación de Nombres Sagrados: Los Nombres de Dios pueden ser utilizados para activar la energía de las Sephiroth en el proceso de manifestación. Por ejemplo, recitar "Adonai" mientras se visualiza la intención ya realizada puede ayudar a enraizar la energía en Malkuth. Los Nombres Sagrados actúan como puentes de conexión entre el deseo espiritual y la realidad material.

Acción concreta en el plano físico: Fa manifestación requiere acción en el mundo material. El practicante debe tomar medidas específicas para apoyar la manifestación, alineando sus acciones con su intención. Esto refuerza el compromiso con el objetivo y facilita la integración de la energía en la vida diaria.

Estas técnicas ayudan a aligerar el proceso de manifestación, asegurando que los pensamientos, palabras y acciones estén en coherencia con el propósito espiritual.

Para que la manifestación sea efectiva, es necesario eliminar bloqueos y obstáculos que impidan la fluidez de la energía creativa. Los bloqueos pueden ser de naturaleza emocional, mental o energética, y es importante reconocerlos y trabajarlos para que no interfieran en el proceso. A continuación, se presentan algunos ejercicios para liberar bloqueos y facilitar la manifestación.

Meditación de purificación en Yesod: Yesod actúa como un filtro de la energía espiritual antes de que se materialice en Malkuth. Meditar en esta Sephirah puede ayudar a limpiar energías estancadas y liberar bloqueos emocionales. Durante la meditación, se puede visualizar una luz plateada o púrpura que limpia el campo energético y permite que la energía fluya libremente hacia el plano físico.

Ejercicio de respiración consciente: La respiración profunda y consciente es una técnica para liberar tensiones emocionales y energéticas. Al inhalar, se puede imaginar la luz divina entrando en el cuerpo y llenando cada célula. Al exhalar, se visualiza cómo cualquier bloqueo o negatividad es expulsada y disuelta. Repetir este ejercicio durante unos minutos ayuda a armonizar el flujo de energía.

Trabajo con los Nombres Sagrados para eliminar obstáculos: Algunos Nombres de Dios, como "YHVH Tzevaot", pueden ser utilizados para disolver barreras espirituales. Recitar el Nombre mientras se visualiza la luz divina rompiendo las limitaciones ayuda a transformar las energías densas en luz. Este ejercicio puede realizarse en combinación con la visualización del Árbol de la Vida para activar el flujo energético.

Escritura de liberación emocional: La escritura puede ser una herramienta poderosa para identificar y liberar bloqueos subconscientes. El practicante puede escribir sobre sus miedos o dudas relacionadas con la manifestación y luego quemar el papel como símbolo de liberación y transmutación. Esto ayuda a despejar la mente y a abrir el camino para la manifestación.

Estos ejercicios permiten al practicante superar los bloqueos y liberar el flujo de energía, facilitando el proceso de manifestación en la vida diaria.

En este capítulo, hemos explorado el proceso de manifestación en la Cabalá, comprendiendo cómo los Sephiroth guían la transformación de la energía desde lo espiritual hasta lo físico. Se han presentado técnicas para alinear pensamiento, palabra y acción, así como ejercicios para eliminar bloqueos que impiden la materialización de los deseos.

Para continuar practicando la manifestación de manera efectiva, se recomienda:

Establecer una práctica regular de meditación, enfocándose en las Sephiroth correspondientes al proceso de manifestación, especialmente en Yesod y Malkuth.

Utilizar afirmaciones y visualizaciones diarias para reforzar la intención y mantener una actitud positiva.

Tomar medidas concretas en el plano físico, asegurando que las acciones estén alineadas con el propósito espiritual y los objetivos personales.

La práctica continua de la manifestación en la Cabalá ayuda al practicante a co-crear con lo divino, transformando sus deseos en realidad tangible y viviendo en mayor armonía con el propósito de su alma. En el próximo capítulo, se explorará el concepto del sueño lúcido en la perspectiva cabalística, ofreciendo técnicas para inducir sueños lúcidos y extraer mensajes espirituales de las experiencias oníricas.

Capítulo 21
El Sueño Lúcido

En la Cabalá, el sueño lúcido es considerado una herramienta importante para la exploración espiritual y el autoconocimiento. Se entiende como un estado en el que el soñador es consciente de que está soñando y puede interactuar conscientemente con el contenido del sueño. Desde la perspectiva cabalística, los sueños no son simplemente manifestaciones aleatorias de la mente, sino que representan una dimensión más elevada de la realidad, donde el alma puede conectar con energías espirituales, recibir mensajes divinos y experimentar aspectos de su propia esencia.

El Árbol de la Vida y las Sephiroth proporcionan un marco para entender cómo los sueños pueden reflejar la estructura del alma y sus interacciones con los diferentes niveles de la conciencia. Los sueños son vistos como un puente entre los mundos superiores (Atzilut, Beriah, Yetzirah) y el mundo material (Assiah). A través de los sueños lúcidos, el practicante puede acceder a estos niveles más elevados y obtener insights espirituales que le permitan armonizar su vida diaria con el propósito de su alma.

El trabajo con el sueño lúcido en la Cabalá no solo se enfoca en el control del contenido onírico, sino también en la búsqueda de la verdad espiritual y la transcendencia del ego. La conciencia en el sueño permite que el individuo tome decisiones conscientes en el mundo onírico, lo cual refleja y fortalece su capacidad de actuar con propósito en la vida diaria. Este enfoque convierte el sueño lúcido en una herramienta poderosa para la práctica espiritual, el desarrollo personal y la curación interna.

Inducir sueños lúcidos es un proceso que requiere práctica, dedicación y técnicas específicas que ayudan al practicante a desarrollar la conciencia onírica. Estas técnicas no solo facilitan la capacidad de tener sueños lúcidos, sino que también fortalecen la autoconciencia y la conexión con el Yo Superior. A continuación, se presentan algunas de las principales técnicas para inducir sueños lúcidos y su relevancia espiritual en la práctica cabalística.

Diario de sueños: Llevar un diario de sueños es fundamental para recordar y analizar el contenido de los sueños. Al despertar, el practicante debe escribir todos los detalles que pueda recordar sobre sus sueños, incluyendo imágenes, emociones y símbolos. Esta práctica mejora la memoria de los sueños y aumenta la consciencia onírica, preparándolo para reconocer cuándo está soñando.

Pruebas de realidad: Las pruebas de realidad son ejercicios realizados durante el día para comprobar si uno está soñando o despierto. Consisten en observar un objeto o realizar una acción específica, como mirar un reloj o intentar atravesar una pared con la mano, y preguntarse si el entorno responde de forma normal. Realizar estas pruebas con regularidad ayuda a incorporar el hábito en los sueños, lo que facilita el reconocimiento del estado onírico.

Técnica MILD (Mnemonic Induction of Lucid Dreams): La técnica MILD implica repetir una afirmación o intención antes de dormir, como "Recordaré que estoy soñando". La repetición de esta intención programará la mente para recordar la conciencia en el sueño, aumentando las probabilidades de lograr un sueño lúcido.

Técnica WBTB (Wake Back to Bed): Consiste en despertarse después de 4-6 horas de sueño y permanecer despierto por un corto período antes de volver a dormir. Durante este tiempo, se puede meditar o practicar alguna técnica de inducción de sueños lúcidos para aumentar las probabilidades de tener un sueño lúcido al volver a dormirse.

Estas técnicas no solo facilitan el logro de sueños lúcidos, sino que también ayudan al practicante a mejorar su autoconciencia en general. Desde una perspectiva espiritual, los sueños lúcidos permiten acceder a niveles superiores de la conciencia, donde el practicante puede explorar realidades alternativas, conectarse con su Yo Superior y recibir sabiduría espiritual.

Los Sephiroth del Árbol de la Vida actúan como portales de energía que pueden ser utilizados para guiar las experiencias de sueños lúcidos. Al trabajar con las energías específicas de cada Sephirah, el practicante puede activar diferentes aspectos de su conciencia espiritual y explorar dimensiones particulares en sus sueños. A continuación, se presentan algunas formas de utilizar los Sephiroth para guiar y enriquecer las experiencias oníricas.

Kether (Unión con lo Divino): Enfocarse en Kether antes de dormir permite que la luz divina sea la guía en el sueño, conectando al practicante con lo infinito y la unidad. Se puede meditar en el nombre sagrado Ehyeh o visualizar una luz blanca radiante envolviendo el cuerpo, invitando al alma a experimentar la unión con lo divino durante el sueño.

Binah (Sabiduría Oculta): Meditar en Binah antes de dormir activa la capacidad de acceder a conocimiento profundo y misterios ocultos. Se recomienda recitar el nombre "YHVH Elohim" y visualizar la forma de una vasija que recibe la luz divina. Esto permite que el practicante obtenga insights y mensajes importantes durante sus sueños lúcidos.

Tiferet (Belleza y Armonía): Al trabajar con Tiferet, se busca armonizar las energías del cuerpo y la mente, proporcionando claridad y equilibrio en las experiencias oníricas. El practicante puede visualizar una luz dorada en el área del corazón antes de dormir, pidiendo que los sueños revelen la verdad interior y traigan sanación espiritual.

Yesod (Proyección y Fundamento): Yesod actúa como el puente entre los mundos superiores y el mundo físico, y trabajar con esta Sephirah ayuda a materializar los mensajes espirituales recibidos en los sueños. Se puede recitar el nombre "El Shaddai" y visualizar una luz plateada o púrpura antes de dormir para fortalecer la conexión con el plano astral.

Netzach y Hod (Victoria y Gloria): Estas Sephiroth representan la emoción y la mente, y trabajar con ellas antes de dormir ayuda a equilibrar las experiencias oníricas. Visualizar una luz verde o naranja puede fortalecer la capacidad de controlar el contenido del sueño, proporcionando mayor claridad y propósito.

Utilizar los Sephiroth para guiar las experiencias oníricas en los sueños lúcidos no solo facilita la exploración de diferentes dimensiones espirituales, sino que también ayuda al practicante a integrar las enseñanzas recibidas en su vida diaria.

Los sueños lúcidos pueden ser una fuente valiosa de mensajes espirituales y sabiduría interior. Para extraer y comprender estos mensajes, es importante realizar prácticas que permitan interpretar el contenido onírico y aplicar las lecciones en la vida diaria. A continuación, se presentan algunas técnicas para aprovechar los insights obtenidos en los sueños lúcidos.

Meditación al despertar: Después de un sueño lúcido, el practicante debe tomarse un momento para meditar en silencio y recordar los detalles del sueño. Este ejercicio ayuda a integrar las experiencias oníricas y a captar los significados ocultos de los símbolos y situaciones.

Análisis de los símbolos oníricos: En la Cabalá, los símbolos presentes en los sueños tienen un significado profundo que se relaciona con el Árbol de la Vida y las energías espirituales. El practicante puede analizar los símbolos aparecidos en el sueño, buscando su correspondencia con las Sephiroth o letras hebreas, y comprender cómo se relacionan con su vida y su desarrollo espiritual.

Recitación de Nombres Sagrados para profundizar en el mensaje: Si un sueño deja una sensación de incompletitud o incertidumbre, se puede recitar un

Nombre de Dios asociado con la Sephirah correspondiente al símbolo o mensaje del sueño. Esta práctica ayuda a profundizar en la comprensión y puede revelar aspectos adicionales que no eran evidentes inicialmente.

Visualización de la luz en el Árbol de la Vida: Una práctica útil es visualizar el Árbol de la Vida y ver cómo la luz divina fluye a través de las Sephiroth, conectando el contenido del sueño con la realidad. Esta técnica facilita la integración de los mensajes espirituales y ayuda a aplicar las lecciones en la vida cotidiana.

Estas prácticas permiten al practicante extraer valiosos insights de sus sueños lúcidos, fortaleciendo su camino espiritual y su conexión con el Yo Superior.

En este capítulo, se ha explorado el concepto de sueño lúcido en la Cabalá, entendiendo su importancia como herramienta para el autoconocimiento y la exploración espiritual. Se han presentado técnicas para inducir sueños lúcidos, el uso de los Sephiroth para guiar experiencias oníricas, y prácticas para extraer mensajes espirituales de los sueños.

Para mantener un enfoque continuo en la práctica de los sueños lúcidos, se recomienda:

Llevar un diario de sueños donde se anoten las experiencias oníricas, los símbolos y las reflexiones sobre los mensajes espirituales. Esto ayuda a fortalecer la memoria de los sueños y a identificar patrones.

Realizar meditaciones diarias en los Sephiroth, utilizando los nombres sagrados y la visualización para preparar la mente para los sueños lúcidos.

Practicar técnicas de inducción de sueños lúcidos regularmente, alternando entre diferentes métodos para encontrar la que funcione mejor para cada individuo.

El trabajo con los sueños lúcidos en la Cabalá es un camino hacia la expansión de la conciencia y la integración de la sabiduría espiritual. En el próximo capítulo, se explorará la reencarnación en la perspectiva cabalística, entendiendo cómo los ciclos de vidas están relacionados con el Tikkun y el propósito del alma.

Capítulo 22
La Reencarnación

En la Cabalá, la reencarnación, o Gilgul, es vista como un proceso central en la evolución espiritual del alma. Según la tradición cabalística, el alma no es creada en un solo momento, ni se completa en una sola vida. En cambio, atraviesa un ciclo de múltiples vidas con el propósito de rectificar errores pasados, aprender lecciones y alcanzar la perfección espiritual. Cada reencarnación representa una nueva oportunidad para cumplir con el Tikkun, el trabajo de corrección espiritual necesario para regresar a la unidad con lo divino.

El concepto de Gilgul se basa en la idea de que el alma humana contiene múltiples niveles, algunos de los cuales son más elevados y espirituales, y otros más cercanos a la realidad material. Estos niveles están conectados con las diferentes Sephiroth del Árbol de la Vida, y cada vida permite al alma trabajar en aspectos específicos de su desarrollo espiritual. El ciclo de vidas no solo tiene como objetivo la corrección de acciones pasadas o Karma, sino también el fortalecimiento de las cualidades del alma y su crecimiento hacia la Luz Divina.

La Cabalá sostiene que, en cada vida, el alma es guiada por el Yo Superior y sus guías espirituales, quienes ayudan a identificar las lecciones que deben ser aprendidas y los desafíos que deben ser superados. Estos desafíos son vistos como oportunidades para que el individuo avance en su camino espiritual y complete su

Tikkun. Sin embargo, si el propósito del alma no se cumple en una vida, esta puede regresar en otra encarnación para seguir trabajando en los aspectos no resueltos.

El concepto de Tikkun, que significa "corrección" o "rectificación", es esencial para entender el propósito de la reencarnación en la Cabalá. Cada alma tiene un Tikkun único, que representa las áreas en las que necesita trabajar y sanar a lo largo de sus múltiples vidas. Este trabajo de corrección no solo busca rectificar acciones o errores específicos, sino también purificar la conciencia, desarrollar virtudes y acercar al alma a su origen divino.

El Tikkun puede involucrar la corrección de una variedad de aspectos, como emociones negativas, desequilibrios en la personalidad, o incluso enfermedades espirituales causadas por actos de vidas anteriores. Los desafíos y situaciones que una persona enfrenta en la vida actual suelen estar directamente relacionados con el trabajo pendiente de su Tikkun. Por ejemplo, una persona que experimenta repetidamente relaciones conflictivas puede estar aprendiendo lecciones sobre el amor incondicional o el perdón.

Las Sephiroth del Árbol de la Vida proporcionan un mapa para entender el Tikkun. Cada Sephirah está asociada con cualidades específicas del alma y áreas de desarrollo espiritual. Por ejemplo, una persona que trabaja en la rectificación de la justicia y el juicio puede tener su Tikkun relacionado con la Sephirah de Gevurah, que representa la disciplina y el control. En cambio, alguien cuyo Tikkun implica aprender la misericordia y el amor incondicional puede estar trabajando con las energías de Chesed.

El proceso de reencarnación permite al alma progresar gradualmente en su Tikkun. En cada vida, se le presentan oportunidades específicas para avanzar en su corrección espiritual. Sin embargo, si una persona no reconoce o ignora su Tikkun, las lecciones se repetirán en diferentes formas hasta que el aprendizaje se complete. Esto hace que la reencarnación sea un método continuo de educación espiritual, guiado por la voluntad divina para llevar al alma hacia la unidad con la Luz.

Descubrir las lecciones de vidas pasadas puede ayudar al practicante a comprender su Tikkun y avanzar en su camino espiritual de manera más consciente. La Cabalá ofrece diversas técnicas para acceder a la memoria del alma y obtener información valiosa sobre las encarnaciones anteriores y las lecciones que el alma ha venido a aprender. A continuación, se presentan algunas técnicas que pueden ser útiles en este proceso.

Meditación en Yesod: Yesod es la Sephirah que actúa como un canal entre el mundo espiritual y el físico, y representa la memoria y el subconsciente. Meditar en Yesod puede ayudar a acceder a recuerdos de vidas pasadas. Durante la meditación, se puede visualizar una luz púrpura o plateada en la base de la columna vertebral, permitiendo que la energía fluya hacia la mente, trayendo a la conciencia imágenes y sensaciones de otras vidas.

Regresión guiada: La regresión a vidas pasadas es una técnica en la que el practicante entra en un estado profundo de meditación o hipnosis para recordar experiencias de encarnaciones anteriores. Esta práctica debe realizarse bajo la guía de un facilitador experimentado, que pueda ayudar a interpretar las visiones y emociones que surjan. La regresión permite identificar patrones repetitivos y áreas que requieren corrección espiritual.

Uso de los Nombres Sagrados para acceder a la memoria del alma: Los Nombres de Dios pueden ser utilizados para activar la memoria espiritual y revelar lecciones de vidas pasadas. Por ejemplo, recitar el Nombre "El Shaddai" mientras se visualiza una luz blanca puede facilitar la conexión con el Yo Superior y abrir el acceso a recuerdos importantes para el Tikkun.

Análisis de patrones y lecciones de vida actuales: Observar los patrones recurrentes en la vida actual puede proporcionar pistas sobre lecciones de vidas pasadas. Las situaciones que se repiten, los desafíos constantes o los intereses específicos pueden estar conectados con experiencias anteriores que el alma está tratando de resolver o desarrollar.

Estas técnicas ayudan al practicante a descubrir aspectos ocultos de su Tikkun, permitiéndole trabajar de manera más efectiva y consciente en su rectificación espiritual.

Basándose en las lecciones descubiertas de vidas pasadas, el practicante puede adoptar prácticas específicas para mejorar su jornada espiritual en la vida actual. Estas prácticas están diseñadas para fortalecer las cualidades del alma, superar los bloqueos y cumplir el Tikkun. A continuación, se presentan algunas prácticas que pueden ser útiles en este contexto.

Meditación diaria en la Luz Divina: Visualizar una luz blanca pura descendiendo desde lo alto y llenando el cuerpo ayuda a purificar la conciencia y a transmutar energías negativas de vidas pasadas. Esta meditación se puede combinar con la recitación de Nombres Sagrados como "Ehyeh", para fortalecer la conexión con el propósito espiritual.

Práctica de la auto-observación consciente: Observar pensamientos, emociones y comportamientos permite al practicante identificar patrones negativos que puedan estar relacionados con su Tikkun. A lo largo del día, se recomienda hacer pausas para reflexionar sobre las reacciones emocionales y ajustar la actitud hacia una respuesta más equilibrada y amorosa.

Estudio y meditación en las Sephiroth relacionadas con el Tikkun: Si el Tikkun está asociado con una cualidad específica, se puede meditar en la Sephirah correspondiente. Por ejemplo, si el trabajo espiritual involucra el perdón, se puede meditar en Chesed, visualizando la energía de la misericordia fluyendo hacia uno mismo y hacia otros.

Rituales de rectificación y arrepentimiento: En la Cabalá, los rituales de teshuvá (arrepentimiento) y rectificación son poderosas herramientas para limpiar el alma de errores pasados. Estos rituales pueden incluir la confesión sincera de acciones negativas, la visualización de la purificación espiritual y la intención de cambiar para mejor.

Estas prácticas ayudan a mejorar la jornada espiritual en la vida actual, permitiendo al practicante trabajar conscientemente en su Tikkun y acelerar su evolución espiritual.

En este capítulo, se ha explorado la visión cabalística de la reencarnación y su relación con el Tikkun, comprendiendo cómo el ciclo de vidas proporciona al alma oportunidades para corregir errores y alcanzar la perfección espiritual. Se han presentado técnicas para descubrir lecciones de vidas pasadas y prácticas para mejorar la jornada espiritual basándose en estas lecciones.

Para trabajar con la reencarnación de manera efectiva, se recomienda:

Mantener un enfoque consciente en el Tikkun, identificando las áreas de crecimiento espiritual y los patrones recurrentes.

Adoptar una práctica espiritual regular, utilizando la meditación y los Nombres Sagrados para fortalecer la conexión con el Yo Superior.

Observar la vida actual como una oportunidad continua para la evolución, reconociendo que cada desafío es una oportunidad para el crecimiento y la rectificación.

El trabajo con la reencarnación en la Cabalá proporciona una perspectiva profunda sobre el propósito de la vida y el camino del alma hacia la unidad con la Luz Divina. En el próximo capítulo, se abordará la numerología cabalística, explorando cómo los números están relacionados con las Sephiroth, las letras hebreas y la estructura del universo.

Capítulo 23
La Numerología

En la Cabalá, la numerología es una herramienta fundamental para comprender la estructura del universo, la naturaleza del alma y las interacciones divinas. Cada número tiene un significado esotérico y se asocia con las Sephiroth del Árbol de la Vida, las letras hebreas y las energías espirituales. La numerología cabalística, también conocida como Gematría, se utiliza para desvelar los secretos ocultos en los textos sagrados, interpretar la esencia de los nombres y profundizar en la comprensión espiritual.

Cada número, desde el 1 hasta el 10, está conectado con una Sephirah específica, lo que le confiere un significado único dentro del Árbol de la Vida. Por ejemplo, el número 1 corresponde a Kether, simbolizando la unidad y la fuente divina, mientras que el número 3 se asocia con Binah, representando el entendimiento y la estructura. Además, los números más allá del 10 pueden analizarse a través de la reducción de dígitos o mediante combinaciones de significados, lo que permite explorar niveles más profundos de interpretación.

El alfabeto hebreo también está vinculado a la numerología, ya que cada letra tiene un valor numérico. Esto permite la interpretación gemátrica de palabras y frases, revelando correspondencias simbólicas y conexiones espirituales. Por ejemplo, la palabra "chai" (vida), que se escribe con las letras hebreas ח (chet) y י

(yud), tiene un valor numérico de 18, lo que la convierte en un símbolo de bendición y vitalidad.

La numerología cabalística no solo se limita a la interpretación esotérica de textos sagrados, sino que también se aplica en la vida cotidiana para analizar nombres, fechas y eventos, ayudando al practicante a comprender el propósito de su alma y a tomar decisiones más alineadas con su camino espiritual.

Cada Sephirah del Árbol de la Vida tiene un número asociado que refleja su cualidad espiritual y su papel en la estructura del universo. A su vez, las letras hebreas tienen un valor numérico que permite establecer correspondencias entre los conceptos espirituales y los números. A continuación, se presentan algunas de estas relaciones fundamentales en la numerología cabalística.

Kether (1) – Alef (א): El número 1 simboliza la unidad y el principio absoluto. Kether, la primera Sephirah, representa la fuente de toda creación, la voluntad divina y la unidad primordial. La letra Alef también refleja esta unidad, ya que su valor numérico es 1 y se considera la primera letra del alfabeto hebreo, simbolizando el espíritu inmanifestado.

Chokmah (2) – Bet (ב): El número 2 se asocia con la dualidad y el primer acto de diferenciación. En Chokmah, la sabiduría divina se manifiesta como una fuerza expansiva, comenzando a diferenciarse de la unidad de Kether. La letra Bet, cuyo valor es 2, representa la casa o el contenedor, señalando el comienzo de la creación estructurada.

Binah (3) – Guímel (ג): El número 3 simboliza la comprensión y el equilibrio entre opuestos. Binah, la tercera Sephirah, es el lugar donde la sabiduría se convierte en entendimiento, dándole forma y estructura a la creación. La letra Guímel, con un valor de 3, también está relacionada con el concepto de movimiento y equilibrio.

Tiferet (6) – Vav (ו): El número 6 se asocia con la armonía y la belleza. Tiferet, la sexta Sephirah, es el centro del Árbol de la Vida, donde se equilibran las energías superiores e inferiores. La letra Vav, con valor numérico de 6, actúa como un conector entre el cielo y la tierra, simbolizando la unión de lo espiritual y lo físico.

Malkuth (10) – Yod (י): El número 10 representa la completitud y la manifestación final en el plano físico. Malkuth, la décima Sephirah, es el reino de la acción, donde la energía espiritual se convierte en realidad tangible. La letra Yod, con valor numérico de 10, simboliza el punto divino desde el cual emana toda la creación, reflejando la chispa divina en la materia.

Estas correspondencias permiten al practicante utilizar la numerología para comprender mejor la estructura espiritual del universo y su propia naturaleza interna

La numerología cabalística se puede aplicar para analizar nombres, fechas y eventos, proporcionando información sobre las energías espirituales en juego y su influencia en la vida del practicante. Estas técnicas ayudan a revelar el propósito del alma, entender situaciones complejas y tomar decisiones más alineadas con la voluntad divina. A continuación, se presentan algunas formas de utilizar la numerología para interpretar nombres y fechas.

Análisis de nombres personales: Cada nombre tiene un valor numérico total que se puede calcular sumando los valores de las letras hebreas que lo componen. Este número refleja la vibración espiritual del individuo y su misión en la vida. Por ejemplo, el nombre "David" (דוד) tiene un valor de 14 (4 + 6 + 4), lo que se asocia con la integridad y la conexión divina.

Significado de fechas importantes: Las fechas de nacimiento, matrimonio u otros eventos significativos se pueden analizar sumando los dígitos de la fecha para obtener un número que revele la influencia espiritual de ese día. Por ejemplo, el 25/07/1990 se reduce a 2 + 5 + 7 + 1 + 9 + 9 + 0 = 33, que a su vez se reduce a 3 + 3 = 6, relacionándose con la armonía y la belleza de Tiferet.

Interpretación gemátrica de palabras y frases: En la Gematría, se pueden comparar los valores numéricos de diferentes palabras o frases para descubrir conexiones ocultas. Por ejemplo, la palabra "ahavá" (amor), que tiene un valor numérico de 13 (א = 1, ה = 5, ב = 2, ה = 5), se asocia con la unidad y la conexión con lo divino, ya que 13 también es el valor de "ejad" (uno).

Uso de números para identificar energías favorables o desfavorables: La numerología cabalística permite identificar los momentos propicios para actuar y reconocer ciclos energéticos que pueden influir en la vida. Al comprender el significado de los números presentes en una situación o evento, el practicante puede tomar decisiones más sintonizadas con el flujo espiritual.

Estas técnicas proporcionan un enfoque práctico para utilizar la numerología cabalística como una herramienta para el autoconocimiento y la orientación espiritual.

La armonización con los números sagrados en la Cabalá implica trabajar conscientemente con las energías numéricas para equilibrar la vida espiritual y material. Esto se puede lograr mediante prácticas específicas que alineen el ser interior con las vibraciones numéricas correspondientes a las Sephiroth y los números asociados. A continuación, se presentan algunas formas de aplicar estas prácticas en la vida cotidiana.

Meditación en números específicos: Cada número está asociado con una Sephirah y una energía particular. Meditar en un número específico, visualizándolo en la mente mientras se recita un Nombre Sagrado correspondiente, puede activar las cualidades de esa energía. Por ejemplo, meditar en el número 6 (Tiferet) visualizando una luz dorada y recitando "YHVH Eloah VeDa'at" ayuda a armonizar el corazón y traer equilibrio a la vida.

Rituales con fechas numerológicamente significativas: Programar rituales o prácticas espirituales en fechas que tengan un significado numerológico especial puede potenciar sus efectos. Por ejemplo, realizar una meditación de unión en una fecha cuya suma sea 1 (como el 10/01) puede fortalecer la conexión con Kether y la unidad divina.

Uso de amuletos o talismanes numéricos: Los talismanes que contienen números sagrados o combinaciones de letras pueden ayudar a atraer energías específicas. Un talismán con el número 8 (Hod) puede llevar la energía de la gloria y la perseverancia, ayudando a superar obstáculos y a mantener la estabilidad.

Recitación de Nombres Sagrados en secuencias numéricas: Repetir los Nombres de Dios en una secuencia basada en un número significativo, como recitar un Nombre Sagrado 21 veces para conectar con la energía de la manifestación, puede intensificar la práctica espiritual y alinear la energía del practicante con su objetivo divino.

Estas prácticas ayudan a integrar los números sagrados en la vida diaria, promoviendo una mayor armonía y equilibrio en el plano espiritual y material.

En este capítulo, se ha explorado la numerología en la Cabalá, comprendiendo cómo los números, las Sephiroth y las letras hebreas están interconectados para ofrecer una guía espiritual. Se han presentado técnicas para analizar nombres y fechas, y prácticas para armonizar la vida con los números sagrados.

Para usar la numerología cabalística de manera efectiva en la vida diaria, se recomienda:

Practicar la meditación en números y sus energías asociadas, fortaleciendo la conexión con las cualidades espirituales de cada número.

Analizar nombres y fechas importantes en la vida personal para comprender mejor el propósito espiritual y los ciclos de energía.

Utilizar talismanes numéricos o realizar rituales basados en la numerología, para atraer influencias positivas y alinear el ser con las energías superiores.

El trabajo con la numerología cabalística ofrece una forma poderosa de explorar la estructura espiritual del universo y de alinearse con la Luz Divina. En el próximo capítulo, se abordará el Camino de la Mano Derecha y de la Mano Izquierda, explorando las diferencias entre magia blanca y magia negra, y proporcionando técnicas para seguir el camino de la luz y el equilibrio.

Capítulo 24
El Camino de la Mano Derecha y de la Mano Izquierda

En la Cabalá, los conceptos de Camino de la Mano Derecha y Camino de la Mano Izquierda se refieren a dos enfoques distintos en la práctica espiritual y la magia. Estos caminos no son simplemente opuestos, sino que representan formas complementarias de interactuar con las energías divinas y el mundo espiritual. Cada camino tiene sus propias características, desafíos y beneficios, y la Cabalá ofrece un marco para entender y trabajar con estas fuerzas de manera equilibrada.

El Camino de la Mano Derecha está asociado con la luz, la misericordia, la compasión y la magia blanca. En términos cabalísticos, se relaciona con las Sephiroth del Pilar de la Misericordia, como Chesed y Netzach, que simbolizan la expansión, el amor y la bondad. Este camino busca alinearse con la voluntad divina, promoviendo el bienestar de todos los seres y utilizando la magia y las prácticas espirituales de manera ética y altruista.

Por otro lado, el Camino de la Mano Izquierda se asocia con la disciplina, el juicio, la fuerza y la magia negra. Está conectado con las Sephiroth del Pilar del Juicio, como Gevurah y Hod, que representan la limitación, el control y la corrección. Aunque se suele considerar más peligroso o complejo, el Camino de la Mano Izquierda puede ser una herramienta poderosa para transformar la oscuridad interior, purificar el alma y superar desafíos personales. Sin embargo, este camino conlleva el riesgo de desviarse hacia el egoísmo y la manipulación si no se practica con una intención pura y ética.

En la práctica cabalística, se recomienda seguir el Camino del Medio, que equilibra la misericordia y el juicio, manteniendo al practicante en un estado de armonía espiritual. Este enfoque combina los aspectos positivos de ambos caminos y ayuda a evitar los peligros extremos que pueden surgir al seguir solo uno de ellos.

La magia blanca y la magia negra son dos formas de utilizar las energías espirituales, cada una con intenciones y métodos distintos. En la Cabalá, estas prácticas no son inherentemente buenas o malas, sino que su naturaleza depende de la intención y el propósito con los que se llevan a cabo. A continuación, se presentan las diferencias clave entre la magia blanca y la magia negra, y cómo estas se relacionan con los caminos de la mano derecha e izquierda.

Magia blanca (Camino de la Mano Derecha): La magia blanca se enfoca en trabajar con las fuerzas divinas y las energías de la luz para promover la sanación, la protección y el bienestar general. Los practicantes de magia blanca buscan aliviar el sufrimiento, restaurar el equilibrio y mejorar la vida de los demás, utilizando técnicas que están alineadas con la voluntad divina. En la Cabalá, la magia blanca se asocia con las Sephiroth del Pilar de la Misericordia, y se basa en el uso de Nombres Sagrados, talismanes de protección y rituales de sanación.

Magia negra (Camino de la Mano Izquierda): La magia negra implica trabajar con energías más densas y fuerzas que están en los límites de lo divino. Es utilizada para controlar, limitar o transformar situaciones con una voluntad personal intensa. Si bien puede ser poderosa para superar obstáculos y desafíos, la magia negra puede ser perjudicial o manipuladora si se utiliza para fines egoístas o sin ética. La magia negra en la Cabalá está relacionada con las energías del juicio y la corrección, y puede incluir prácticas para exorcizar negatividad, purificar ambientes o incluso romper hechizos.

Ética y responsabilidad en la práctica mágica: Independientemente del camino que se elija, es crucial practicar con una intención pura y comprender las consecuencias espirituales de cada acción. El practicante debe ser consciente de que la energía que se envía al universo tiene un efecto de retorno, lo que implica la necesidad de actuar con responsabilidad y compasión. La Cabalá enseña que el verdadero poder espiritual proviene de estar en armonía con la voluntad divina y no de manipular o controlar a los demás.

Estas diferencias entre la magia blanca y la magia negra destacan la importancia de seguir un camino equilibrado en la práctica espiritual. En la siguiente sección, exploraremos cómo elegir y seguir el camino de la luz y el equilibrio.

Para los practicantes de la Cabalá, elegir el camino de la luz y el equilibrio significa optar por una vida alineada con el propósito divino, manteniendo un equilibrio entre la misericordia y el juicio, y utilizando la magia y las prácticas espirituales para el bienestar de uno mismo y de los demás. Este camino se centra en la búsqueda de la armonía espiritual, combinando las cualidades del Camino de la Mano Derecha y el Camino de la Mano Izquierda.

Buscar la guía del Yo Superior: Antes de tomar decisiones importantes o practicar rituales mágicos, es esencial conectarse con el Yo Superior para asegurarse de que la intención esté en alineación con el propósito divino. Meditar en la Sephirah de Tiferet, que representa la belleza y el equilibrio, ayuda a sintonizarse con la voluntad divina y a tomar decisiones que reflejen la verdad interna.

Integrar las energías del Pilar de la Misericordia y el Pilar del Juicio: En la práctica espiritual cabalística, es importante trabajar tanto con la compasión (Chesed) como con el juicio (Gevurah) para mantener un estado de equilibrio y justicia. Esto implica ser compasivo pero firme, amable pero disciplinado, y estar dispuesto a corregir errores de manera justa y amorosa.

Utilizar la magia con un propósito altruista: Siempre que se practique magia o se realicen rituales espirituales, se debe asegurar que la intención sea pura y orientada al bienestar general. La magia utilizada para la curación, la protección o la superación de obstáculos personales es consistente con el camino de la luz, mientras que el uso de energías para controlar o manipular a otros debe ser evitado.

Practicar la autoobservación y la corrección personal: La autoobservación consciente es fundamental para identificar desequilibrios internos y corregir actitudes o comportamientos negativos. El practicante debe estar dispuesto a ajustar su curso cuando sea necesario, buscando siempre la integración de la luz y la oscuridad en su camino espiritual.

Seguir el camino de la luz y el equilibrio en la Cabalá implica una práctica continua de armonización espiritual y un compromiso con la voluntad divina.

En la práctica cabalística, es importante ser consciente de las trampas y peligros espirituales que pueden surgir, especialmente cuando se trabaja con energías poderosas o se profundiza en la magia y la espiritualidad. Estos riesgos pueden manifestarse como egoísmo, ilusiones espirituales o energías negativas. A continuación, se presentan algunas técnicas para protegerse y evitar peligros en el camino espiritual.

Protección mediante la recitación de Nombres Sagrados: Los Nombres de Dios son potentes herramientas para la protección espiritual. Recitar el Nombre Sagrado "Adonai" o "El Shaddai" ayuda a crear un escudo protector alrededor del practicante. Visualizar una luz dorada o plateada envolviendo el cuerpo mientras se recitan los Nombres refuerza la protección contra influencias negativas.

Práctica del discernimiento espiritual: La autoobservación y el análisis crítico son necesarios para evitar caer en ilusiones o ser engañado por el ego. El practicante debe examinar sus motivaciones internas y asegurarse de que sus acciones estén alineadas con la ética espiritual. Meditar en Binah, la Sephirah del entendimiento, puede ayudar a desarrollar el discernimiento espiritual.

Limpieza energética regular: Realizar rituales de purificación espiritual, como la visualización de la luz purificadora o el uso de incienso y agua bendita, ayuda a mantener la energía personal y el entorno limpios y libres de influencias negativas.

Buscar la guía de un maestro experimentado: Cuando se practican técnicas avanzadas o se trabaja con energías densas, es recomendable contar con la guía de un maestro experimentado en la Cabalá. La experiencia y sabiduría de un maestro pueden proporcionar una protección adicional y prevenir errores potenciales.

Estas técnicas ayudan a evitar trampas espirituales y a mantener una práctica segura y equilibrada en el camino de la Cabalá.

En este capítulo, se ha explorado el Camino de la Mano Derecha y de la Mano Izquierda, comprendiendo las diferencias entre la magia blanca y la magia negra y cómo elegir un camino de luz y equilibrio. Se han presentado técnicas para evitar trampas espirituales y mantener una práctica segura.

Para seguir practicando la Cabalá de manera ética y efectiva, se recomienda:

Practicar regularmente la autoobservación para identificar y corregir cualquier desequilibrio espiritual.

Utilizar la magia con un propósito altruista, siempre alineando la intención con la voluntad divina.

Recitar Nombres Sagrados y realizar rituales de protección y purificación para mantener la energía personal y ambiental limpia.

El trabajo con el Camino de la Mano Derecha y de la Mano Izquierda es una práctica que requiere discernimiento y un compromiso constante con la armonía espiritual. En el próximo capítulo, se abordará la unidad con lo divino, explorando el concepto de Devekut y prácticas para alcanzar un estado de unión espiritual continua.

Capítulo 25
La Unidad con lo Divino

En la Cabalá, el concepto de Devekut se refiere a la unión espiritual profunda con lo divino. La palabra "Devekut" proviene de la raíz hebrea "davak," que significa "adherirse" o "aferrarse." En este contexto, Devekut implica un estado de conexión continua con Dios, en el que el individuo no solo busca la proximidad espiritual, sino también la integración completa de su voluntad con la Voluntad Divina. Este estado representa uno de los más altos niveles de experiencia mística en la tradición cabalística.

El objetivo de la práctica cabalística es llevar al practicante a experimentar momentos de Devekut en su vida diaria, integrando lo espiritual y lo material. No se trata solo de una experiencia trascendental durante la meditación, sino de un estilo de vida en el que cada acción se realiza con conciencia divina. La unificación con lo divino transforma la forma en que el practicante percibe el mundo, viendo la presencia de Dios en todas las cosas y reconociendo que cada evento y situación es una oportunidad para acercarse más a lo sagrado.

El Árbol de la Vida proporciona un marco para alcanzar este estado de unión, con cada Sephirah actuando como un nivel de conciencia que guía al practicante hacia una conexión más profunda. Las prácticas de meditación, oración y estudio ayudan a cultivar Devekut al fortalecer la voluntad espiritual y la capacidad de mantener la conciencia divina incluso en las actividades cotidianas.

Alcanzar estados de éxtasis espiritual en la Cabalá implica entrar en un estado profundo de conexión y unión con lo divino, donde la conciencia individual se disuelve en la Luz Divina. Estas experiencias de Devekut extático no solo brindan alegría espiritual, sino también un sentido de paz y claridad que ayuda al practicante a integrar la presencia divina en su vida diaria. A continuación, se presentan algunas prácticas que pueden facilitar el logro de estos estados.

Meditación en el Nombre Inefable (YHVH): El Nombre de Dios YHVH representa la esencia divina en su forma más pura. Meditar en cada una de las letras del Nombre Inefable y visualizar cómo la luz divina desciende a través de las Sephiroth del Árbol de la Vida, puede elevar la conciencia del practicante y llevarlo a experimentar un estado de unión mística. La meditación debe realizarse en un lugar tranquilo, con la intención de conectar profundamente con la esencia divina.

Recitación de Salmos y cánticos sagrados: Los Salmos son herramientas poderosas para elevar el alma y facilitar el Devekut. Recitar salmos específicos, como el Salmo 23 o el Salmo 91, con la intención de unirse a la presencia de Dios, puede inducir un estado de éxtasis espiritual. La recitación se realiza de manera lenta y meditativa, permitiendo que las palabras resuenen profundamente en el corazón.

Uso de la respiración consciente y visualización de la luz divina: La práctica de la respiración consciente combinada con la visualización de la luz divina que entra y sale del cuerpo puede ayudar al practicante a purificar su mente y a conectar con la Luz Divina. Al inhalar, se visualiza la luz divina llenando cada célula del cuerpo, y al exhalar, se siente la disolución de las barreras entre el yo y lo divino.

Ayuno y prácticas de austeridad: En la Cabalá, el ayuno y las prácticas ascéticas se utilizan para purificar el cuerpo y la mente, facilitando una conexión más profunda con lo divino. Estos actos de abstinencia deben realizarse con una intención clara y bajo la guía de un maestro experimentado, ya que tienen el propósito de liberar al practicante de las distracciones mundanas y centrarlo en la búsqueda espiritual.

Estas prácticas son efectivas para alcanzar estados elevados de conciencia y experimentar la unión extática con lo divino.

Las técnicas de meditación avanzada en la Cabalá están diseñadas para llevar al practicante a un estado profundo de Devekut, donde la separación entre el yo y lo divino desaparece. Estas prácticas requieren dedicación, disciplina y un enfoque claro, y son parte del camino de los místicos cabalísticos que buscan vivir en constante comunión con la Luz Divina. A continuación, se describen algunas técnicas avanzadas para alcanzar el estado de Devekut.

Meditación en las Sefirot y los Nombres Sagrados: Cada Sephirah está asociada con un Nombre de Dios que actúa como un portal de acceso a su energía espiritual. Meditar en un Nombre Sagrado específico, visualizando cómo la luz de la Sephirah se despliega y envuelve al practicante, puede profundizar la experiencia de Devekut. Por ejemplo, meditar en "El Shaddai" para Yesod o "Ehyeh Asher Ehyeh" para

Kether puede activar estas energías y facilitar la unión con lo divino.

Visualización del flujo de luz en el Árbol de la Vida: La visualización del Árbol de la Vida es una técnica avanzada en la que el practicante imagina la luz divina descendiendo desde Kether hasta Malkuth, pasando por cada Sephirah. Este flujo de luz purifica y armoniza los diferentes niveles del ser, llevando la conciencia a un estado más elevado y facilitando la unificación con lo divino.

Práctica de la contemplación silenciosa: La contemplación silenciosa implica sentarse en un lugar tranquilo y mantener la mente libre de pensamientos, permitiendo que la presencia divina se manifieste de manera espontánea. Este tipo de meditación ayuda a disolver el ego y a experimentar la unión con la Luz Divina sin la intervención del intelecto.

Meditación en la Shemá (Deuteronomio 6:4): La Shemá es una declaración fundamental en el judaísmo que afirma la unidad de Dios. Meditar en las palabras "Shemá Israel, Adonai Eloheinu, Adonai Ejad" ("Escucha, Israel: el Señor es nuestro Dios, el Señor es uno") puede inducir un estado de unidad extática, permitiendo al practicante experimentar la totalidad de la presencia divina.

Estas técnicas avanzadas ayudan al practicante a profundizar su conexión con lo divino, facilitando la experiencia continua de Devekut.

Para los practicantes de la Cabalá, el desafío no es solo alcanzar momentos de Devekut durante la meditación, sino también mantener la conciencia divina en la vida diaria. La verdadera integración de la unión con lo divino implica vivir con una constante sensación de unidad, reconociendo que cada acción, pensamiento y palabra puede ser un canal para la Luz Divina. A continuación, se presentan algunas prácticas que pueden ayudar a mantener este estado de unidad en la vida cotidiana.

Kavaná en las acciones diarias: Kavaná se refiere a la intención consciente de actuar en alineación con lo divino. Al realizar tareas cotidianas, el practicante puede recitar una breve bendición o meditar en la idea de que Dios está presente en cada acto, transformando así lo mundano en sagrado. Por ejemplo, al comer, se puede visualizar la luz divina en los alimentos y agradecer por la nutrición espiritual.

Recordar la Shejiná en cada momento: La Shejiná es la presencia femenina de Dios que habita en el mundo físico. Recordar que la Shejiná está siempre presente y conectada con cada aspecto de la creación ayuda a mantener la conciencia de la unidad en todas las situaciones. Al hacerlo, el practicante invita la Luz Divina a manifestarse continuamente en su vida.

Ejercicios de gratitud consciente: La práctica diaria de la gratitud ayuda a centrar la mente en lo positivo y a reconocer la intervención divina en todos los aspectos de la vida. Al expresar gratitud, el practicante fortalece su conexión con lo divino y eleva su vibración espiritual.

Integración de la meditación en la rutina diaria: No es necesario reservar la meditación solo para momentos específicos; se pueden hacer pausas breves durante el día para conectar con la respiración, recitar un Nombre Sagrado, o visualizar la luz divina fluyendo a través del cuerpo. Estas prácticas mantienen al practicante centrado en lo sagrado y refuerzan la sensación de unidad continua.

La práctica de mantener la conciencia de la unidad en la vida cotidiana permite al practicante vivir una vida plenamente integrada con lo divino, experimentando Devekut no solo en momentos de oración o meditación, sino en cada aspecto de su existencia.

En este capítulo, se ha explorado el concepto de Devekut, o la unificación con lo divino, comprendiendo cómo la Cabalá proporciona prácticas para alcanzar y mantener este estado. Se han presentado técnicas de meditación avanzada, prácticas para alcanzar estados de éxtasis espiritual, y métodos para mantener la sensación de unidad en la vida cotidiana.

Para vivir en un estado continuo de unión con lo divino, se recomienda:

Practicar la Kavaná en todas las acciones, haciendo de cada momento una oportunidad para honrar la presencia divina.

Integrar la meditación y la contemplación en la rutina diaria, permitiendo que la conciencia de la unidad se mantenga a lo largo del día.

Recitar Nombres Sagrados y bendiciones para fortalecer la conexión espiritual y elevar el estado de conciencia.

El camino de Devekut en la Cabalá es una búsqueda constante de unión con la Luz Divina, y su práctica transforma la vida en un acto continuo de devoción y comunión con lo sagrado. En el próximo capítulo, se abordará El Camino Adelante, ofreciendo una revisión de los conceptos del libro y sugerencias para integrar las enseñanzas en una práctica coherente y transformadora.

Capítulo 26
El Camino Adelante

A lo largo de este libro, hemos explorado la Cabalá en profundidad, abarcando una amplia variedad de temas que proporcionan un marco completo para la práctica espiritual y el desarrollo personal. Desde los principios básicos hasta las técnicas avanzadas, cada capítulo ha ofrecido conocimientos y prácticas destinadas a fortalecer la conexión con lo divino, entender la estructura del universo y mejorar la vida diaria del practicante.

Hemos comenzado con una introducción a la historia y los fundamentos de la Cabalá, abordando los textos más importantes como el Zohar y el Sefer Yetzirah, y avanzamos a la estructura del Árbol de la Vida con sus Sephiroth y caminos. También profundizamos en temas específicos como los Cuatro Mundos, la numerología, la magia cabalística, y el uso de los Nombres Sagrados.

En el proceso, hemos explorado cómo las diferentes prácticas de meditación y visualización pueden facilitar la conexión con lo divino y fortalecer el desarrollo espiritual. Además, se han presentado enfoques prácticos para trabajar con los sueños lúcidos, la reencarnación, y la sanación cabalística, proporcionando herramientas para aplicar la sabiduría mística en la vida cotidiana.

Uno de los temas centrales del libro ha sido la idea de Devekut, o la unificación con lo divino, que representa el objetivo último de la práctica cabalística. A lo largo de los capítulos, se ha mostrado cómo cada práctica y enseñanza contribuye a acercar al practicante a este estado de comunión continua con la Luz Divina.

Para integrar las enseñanzas cabalísticas de manera efectiva y coherente, es importante desarrollar un enfoque que aborde tanto los aspectos teóricos como prácticos. Esto implica combinar el estudio profundo con una práctica espiritual consistente, manteniendo un equilibrio entre el conocimiento intelectual y la experiencia vivida. A continuación, se presentan algunas directrices para integrar estas enseñanzas en una práctica diaria.

Establecer una rutina de meditación y oración: Iniciar el día con una meditación en las Sephiroth o en un Nombre Sagrado puede ayudar a centrar la mente y el corazón en la Luz Divina. Al hacerlo, se comienza la jornada con una intención clara de vivir en alineación con lo sagrado. Las oraciones tradicionales de la Cabalá y la recitación de bendiciones pueden complementar esta práctica, fortaleciendo la conexión espiritual.

Estudiar regularmente los textos sagrados: La lectura y el estudio continuos de textos como el Zohar, el Sefer Yetzirah, y otros escritos cabalísticos son esenciales para profundizar en la sabiduría mística. Dedicar tiempo cada semana al estudio sistemático permite que las enseñanzas se integren a un nivel más profundo, proporcionando perspectivas nuevas y revelaciones personales.

Aplicar la Kavaná en las acciones diarias: La Kavaná o intención consciente debe estar presente en cada acción, por pequeña que sea. Ya sea al comer, trabajar o interactuar con otros, es fundamental recordar la presencia divina en todo momento. Esto transforma cada acción en un acto de servicio espiritual y facilita la experiencia de Devekut en la vida cotidiana.

Trabajar con los sueños y la introspección: Llevar un diario de sueños y practicar la autoobservación consciente son herramientas valiosas para identificar patrones espirituales y trabajar en el Tikkun. Reflexionar sobre los sueños y las experiencias diarias ayuda a entender las lecciones que el alma está aprendiendo y a ajustar la práctica espiritual según sea necesario.

Estas prácticas permiten al practicante vivir una vida cabalística integrada, en la que el estudio, la meditación y la acción se complementan para crear una experiencia espiritual completa y transformadora.

La Cabalá es una tradición espiritual profunda y vasta que invita a un estudio continuo y a una exploración constante. Para aquellos que desean profundizar en las enseñanzas cabalísticas, se recomiendan las siguientes prácticas y enfoques.

Unirse a un grupo de estudio o clase: Estudiar la Cabalá en grupo permite compartir ideas y perspectivas, enriqueciendo la comprensión individual. Participar en un círculo de estudio o asistir a una clase regular proporciona una estructura y guía que son valiosas para avanzar en el camino espiritual. La discusión con otros estudiantes puede ofrecer nuevas perspectivas y ayudar a integrar las enseñanzas de manera más efectiva.

Practicar la contemplación del Zohar: El Zohar, considerado el texto más importante de la Cabalá, es una fuente inagotable de sabiduría mística. Dedicar tiempo a leer y meditar en pasajes específicos del Zohar, buscando conexiones entre los versículos sagrados y la experiencia personal, ayuda a profundizar la comprensión de los secretos ocultos de la creación.

Explorar otros textos y tradiciones cabalísticas: Además del Zohar y el Sefer Yetzirah, existen otros textos importantes que pueden complementar el estudio, como los escritos de Isaac Luria o el Baal Shem Tov. Estos textos abordan la Cabalá desde diferentes perspectivas, proporcionando un enfoque más holístico y completo.

Buscar la guía de un maestro experimentado: La guía de un maestro o rabino cabalista con experiencia es invaluable para aquellos que buscan profundizar en su práctica. Un maestro puede proporcionar orientación personalizada, corregir malentendidos y ayudar a navegar los niveles más profundos de las enseñanzas cabalísticas.

El estudio continuo de la Cabalá es un proceso transformador que se desarrolla a lo largo de toda la vida, proporcionando un camino de crecimiento espiritual y autoconocimiento.

La enseñanza y el estudio en grupo son aspectos fundamentales en la tradición cabalística, ya que facilitan la transmisión del conocimiento y crean una comunidad de apoyo espiritual. A continuación, se presentan algunas sugerencias para formar grupos de estudio y compartir las enseñanzas de la Cabalá con otros.

Crear un grupo de estudio local: Reunir a personas interesadas en la Cabalá para estudiar juntos crea una red de apoyo y permite el intercambio de conocimientos y experiencias. Los encuentros pueden centrarse en la lectura de textos específicos, discusiones sobre temas cabalísticos o prácticas meditativas conjuntas.

Organizar clases o talleres: Aquellos con más experiencia en la Cabalá pueden considerar ofrecer clases o talleres en su comunidad. Esto no solo ayuda a otros a aprender los fundamentos, sino que también refuerza la comprensión del propio maestro al enseñar.

Utilizar plataformas en línea para compartir conocimientos: Las plataformas digitales permiten conectar con personas de diferentes lugares y compartir las enseñanzas de la Cabalá en un formato más accesible. Crear grupos de discusión en línea, ofrecer clases virtuales o publicar artículos y videos sobre temas cabalísticos puede expandir el alcance de las enseñanzas.

Fomentar un ambiente de respeto y apoyo mutuo: Es importante crear un entorno en el que cada miembro del grupo de estudio se sienta respetado y apoyado en su camino espiritual. Fomentar la escucha activa, la humildad y la disposición para aprender de los demás son cualidades esenciales en un grupo de estudio cabalístico.

El proceso de enseñar y estudiar en comunidad no solo enriquece el conocimiento de los participantes, sino que también fortalece el vínculo espiritual y ayuda a crear una red de luz que eleva la conciencia colectiva.

La jornada a través de la Cabalá es una búsqueda continua de sabiduría, transformación y unión con lo divino. Cada capítulo de este libro ha proporcionado herramientas para el crecimiento espiritual y ha mostrado cómo las enseñanzas cabalísticas pueden transformar la vida diaria.

A medida que el practicante avanza en su camino, es importante recordar que la Cabalá no es solo un sistema de conocimiento, sino un camino vivo que se manifiesta a través de la experiencia personal y la práctica consciente. Cada meditación, estudio y acción es una oportunidad para acercarse a la Luz Divina y contribuir al mejoramiento del mundo.

Se invita al lector a:

Continuar explorando y profundizando en la sabiduría cabalística, entendiendo que el aprendizaje nunca termina.

Practicar la Kavaná en cada acción diaria, transformando la vida en un acto continuo de devoción y servicio espiritual.

Compartir las enseñanzas con otros, contribuyendo a la expansión de la Luz y el despertar espiritual colectivo.

El camino de la Cabalá es un proceso de evolución continua, y cada paso dado hacia la unión con lo divino es un paso hacia la plenitud del ser. Que estas enseñanzas sean una luz que guíe el camino del practicante, ayudándolo a revelar la verdad interna y a vivir en constante comunión con la Luz Divina.

Epílogo

Y así, al llegar al final de este viaje, te encuentras con una verdad profunda: la travesía por la Cábala no es una línea recta, ni tampoco termina con las últimas palabras de este libro. Al contrario, solo comienza aquí. Todo lo que has experimentado y aprendido hasta ahora es solo un atisbo inicial de un camino que se extiende más allá de los límites del conocimiento convencional, hacia lo infinito. A partir de este punto, ya no eres el mismo. La mirada que ahora lanzas sobre el mundo lleva la marca de algo que ha despertado y que ya no puede ser ignorado.

Comenzaste esta lectura movido por una inquietud, una búsqueda de algo más profundo, y a lo largo de estas páginas se te invitó a cuestionar, a explorar los misterios del universo y de la propia existencia. La Cábala no te dio todas las respuestas —nunca tuvo esa intención—, pero te proporcionó los medios para que formularas preguntas más profundas y significativas. Ese es el verdadero poder del conocimiento místico: no simplemente esclarecer la oscuridad, sino expandir el horizonte y revelar nuevas sombras donde antes solo había luz.

Ahora, el mundo a tu alrededor ya no parece estático, fijo en una realidad inmutable. En su lugar, lo percibes como un flujo continuo de energía e intención, una danza entre lo visible y lo invisible, entre lo material y lo espiritual. La Cábala ha enseñado que la verdadera naturaleza de la realidad es maleable, y que los límites que parecían tan inquebrantables son, en realidad, solo construcciones de una mente que todavía está despertando. Al interiorizar las enseñanzas cabalísticas, te vuelves capaz de moldear tu propia existencia, de transformar tu vida en un reflejo consciente de lo divino.

Pero esto es solo el principio. El verdadero trabajo cabalístico, la práctica continua de tikkun —la corrección y perfeccionamiento del mundo—, ahora se despliega frente a ti. La conciencia que has desarrollado al explorar los Sephiroth, los Nombres Sagrados y las letras hebreas no debe ser guardada solo para ti mismo. El conocimiento adquirido y la transformación iniciada necesitan manifestarse en tus acciones cotidianas, en cómo interactúas con el mundo y con los demás. Cada pensamiento y cada elección pueden ser una oportunidad para alinear el plano material con la verdad espiritual, para traer más luz donde hay oscuridad.

Has sido despertado a una nueva realidad, pero con ello viene la responsabilidad de involucrarte en el proceso de reparación del mundo. La Cábala no es un camino de aislamiento espiritual, sino de compromiso profundo con la propia existencia. A través de la práctica del tikkun olam —la reparación del mundo—, se te invita a ser un agente de cambio, a participar activamente en la elevación de todo lo que existe. Cada pequeña acción, cada gesto de bondad, cada palabra pronunciada con intención y propósito puede convertirse en un acto sagrado, una forma de manifestar lo divino en la materia.

El viaje por la Cábala ha revelado que el universo es vasto y misterioso, pero no inalcanzable. Al contrario, se despliega ante ti, invitándote a explorar aún más. Los textos sagrados que has estudiado son solo una parte de lo que la tradición mística tiene para ofrecer. La práctica cabalística es una experiencia viva, que evoluciona y se profundiza con cada nuevo descubrimiento, con cada nueva conexión hecha entre los mundos superiores e inferiores. Has sido iniciado en un camino que atraviesa eras, que conecta tu experiencia individual con una corriente de sabiduría milenaria.

Sin embargo, lo que harás con este conocimiento depende solo de ti. Este libro termina aquí, pero tu viaje, si es verdadero, continuará indefinidamente. Tal vez regreses a estas páginas en busca de una guía renovada o tal vez encuentres nuevos maestros y textos que te lleven aún más lejos. La búsqueda de la verdad, del autoconocimiento y de la conexión con lo divino es interminable, y esa es la belleza de todo. No hay un destino final, sino un florecimiento constante, una expansión de la conciencia que se revela en espirales ascendentes.

Recuerda que la Cábala es un camino de equilibrio e integración. No se trata de negar la vida material, sino de trascenderla y redescubrir lo sagrado en cada aspecto de la existencia. Se trata de llevar lo divino al mundo, en lugar de buscar escapar de él. Es una invitación a vivir plenamente, con conciencia e intención, a ver lo extraordinario en lo ordinario y lo infinito en lo finito.

El viaje que comenzaste al abrir este libro no es algo que termine con las palabras finales. Las verdaderas enseñanzas de la Cábala no se pueden encontrar solo en los textos, sino en las experiencias que vives, en las intuiciones que se manifiestan y en las sincronicidades que surgen en tu camino. Cada día es una nueva oportunidad para profundizar tu entendimiento, para alinear tu vida con las leyes espirituales que sostienen el universo.

Este epílogo no es una conclusión, sino un punto de partida, un recordatorio de que el despertar es solo el comienzo. Te has unido a una larga línea de buscadores, de hombres y mujeres que, a lo largo de los milenios, han seguido la luz del conocimiento esotérico y se han dedicado a desvelar los misterios que se ocultan en las sombras. Ahora, te corresponde a ti continuar el viaje, no solo como un estudiante de la Cábala, sino como un creador activo de tu propia realidad.

El conocimiento que has adquirido es un regalo, pero también es un llamado a la acción. Que puedas usar lo que has aprendido para iluminar tu camino y los caminos de aquellos que te rodean. Y que la luz que ahora arde en tu interior pueda expandirse infinitamente, conectándote con el vasto y eterno misterio de la existencia.

Fin

Milton Keynes UK
Ingram Content Group UK Ltd.
UKHW042244011124
450424UK00001BA/239

9 798227 805027